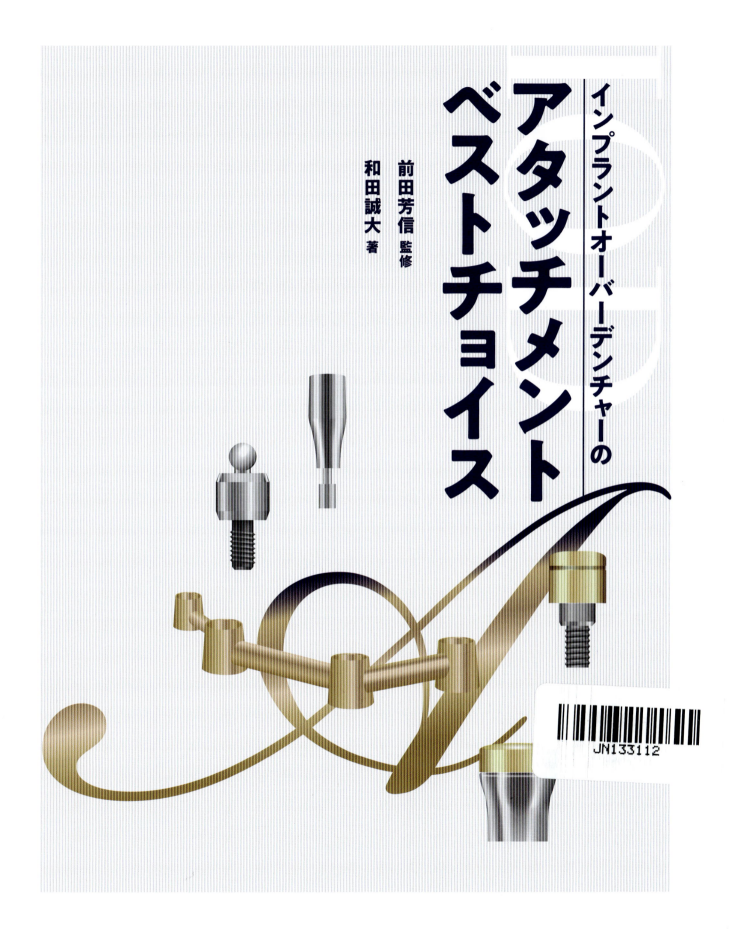

インプラントオーバーデンチャーの
アタッチメント ベストチョイス

前田芳信 監修
和田誠大 著

刊行にあたって

　インプラントオーバーデンチャー（IOD）に使用されるアタッチメントは、各メーカーからさまざまなものが発売されており、その効果・特徴も多岐にわたる。国内で使用できる代表的なアタッチメントとしては、バーアタッチメント、磁性アタッチメント、ボールアタッチメントやロケーターアタッチメントを代表とするスタッド型のアタッチメント、そしてテレスコープタイプのアタッチメントが挙げられる。これらに準ずるさまざまなアタッチメントを加えると、さらにバリエーションは広くなり、結果として多くの先生方より「どのアタッチメントがよいのですか」などの質問を受ける機会が多い。

　IODの診断や設計原則の詳細は他書に譲るが、アタッチメントは一定以上の安定を有した義歯の維持、あるいはその安定性を向上させる装置であって、決して不安定な義歯の安定を一手に引き受ける装置ではないことを理解しなければならない。とはいうものの、各種アタッチメントは、それぞれ特徴を有しており、その効果を最大限に活かすための適応があることも事実である。

　本書では、IODに用いられる代表的なアタッチメントの特徴について、文献を加えて解説するとともに、適応する顎骨（上顎／下顎）、インプラントの配置や本数に基づいたアタッチメントの選択基準と実際の症例を提示した。読者の先生方のIOD臨床に寄与できれば幸いである。

2018年7月
和田誠大

インプラントオーバーデンチャーの アタッチメント ベストチョイス 目次

刊行にあたって ……………………………………………… 003
アタッチメントの選択チャート …………………………… 006

I章 アタッチメントの選択基準

はじめに …………………………………………………… 012
IODに使用するアタッチメントはどのタイミング、
どのような基準で選択すればよいのだろうか？ ……… 013
 アタッチメントの大きさ／補綴スペース ……………… 014
 インプラント体のポジションとその平行性 …………… 015
 必要となる維持力 ………………………………………… 016
 アタッチメントの特性 …………………………………… 017
 口腔清掃状態 ……………………………………………… 018
 メインテナンスの容易さ ………………………………… 019
 IODに必要となるコスト／患者の経済性 ……………… 020
 粘膜の性状 ………………………………………………… 021
 その他 ……………………………………………………… 022

II章 各種アタッチメントの特徴

1. ボールアタッチメント
 代表的な構造 ……………………………………………… 026
 ボールアタッチメントの適応症 ………………………… 026
 特徴ならびに利点 ………………………………………… 027
 注意すべき点 ……………………………………………… 032
 ボールアタッチメントの取り付け ……………………… 038

2. 磁性アタッチメント
 代表的な構造 ……………………………………………… 040
 磁性アタッチメントの適応症 …………………………… 041
 特徴ならびに利点 ………………………………………… 041
 注意すべき点 ……………………………………………… 045
 磁性アタッチメントの取り付け ………………………… 048

3．ロケーターアタッチメント
　　具体的な構造 …………………………………… 051
　　ロケーターアタッチメントの適応症 …………… 051
　　特徴ならびに利点 ……………………………… 052
　　注意すべき点 …………………………………… 055
　　ロケーターアタッチメントの取り付け ………… 059

4．バーアタッチメント
　　代表的な構造 …………………………………… 062
　　バーアタッチメントの適応症 …………………… 062
　　特徴ならびに利点 ……………………………… 063
　　注意すべき点 …………………………………… 065
　　バーアタッチメントの取り付け ………………… 070

5．テレスコープアタッチメント
　　代表的な構造 …………………………………… 072
　　テレスコープアタッチメントの適応症 ………… 072
　　特徴ならびに利点 ……………………………… 073
　　注意すべき点 …………………………………… 075

III章　各種アタッチメントを使用した症例
1．ボールアタッチメント ……………………………… 080
2．磁性アタッチメント ………………………………… 086
3．ロケーターアタッチメント ………………………… 090
4．バーアタッチメント ………………………………… 094
5．テレスコープアタッチメント ……………………… 098

メーカー別アタッチメントラインナップならびに
問い合わせ先一覧 ……………………………………… 102

あとがきにかえて ……………………………………… 106

COLUMN

ボールアタッチメントにおけるさまざまな工夫 …………… 031
ミニインプラントとロケーターアタッチメント …………… 054
LOCATOR R-Tx™ …………………………………………… 054

表紙デザイン　金子俊樹

アタッチメントの選択チャート

下顎IODにおけるアタッチメントの選択（無歯顎編）

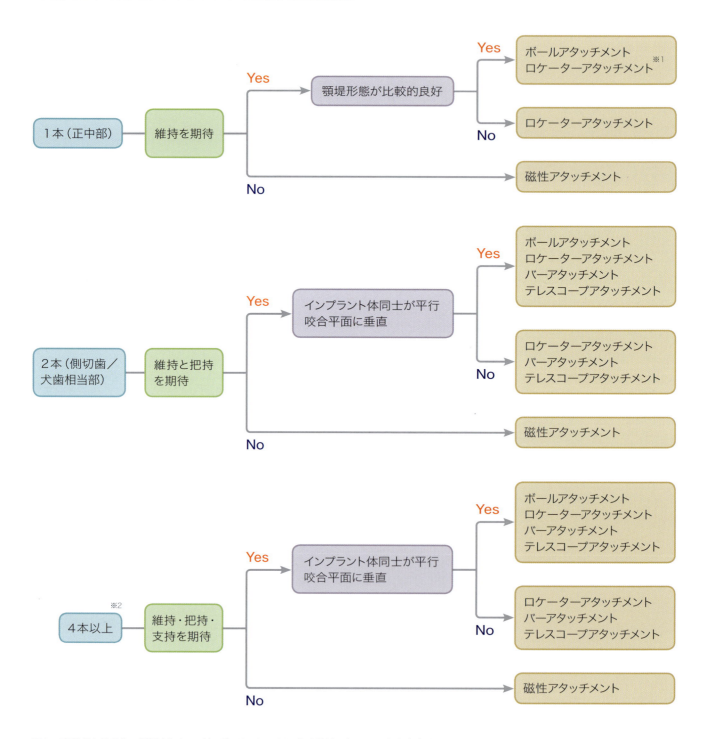

※1 高齢者など手先の器用さによっては、ボールアタッチメントや磁性アタッチメントを考慮する。
※2 必ずしもすべてのインプラントに維持装置を設置する必要はなく、後方部のインプラントは支持として利用する場合もある。その場合のアタッチメントの選択は、1本あるいは2本に準ずる。

上顎IODにおけるアタッチメントの選択（無歯顎編）

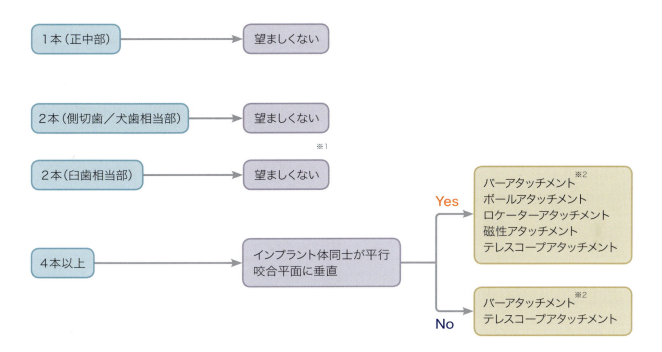

※1 咬合平面に垂直にインプラントが埋入されている、骨質に問題がない等の条件が比較的よい場合、磁性アタッチメント等の側方力を発生させないアタッチメントは適応可能。ただし、長期予後については報告はいまだないことに注意する。
※2 基本的には、上顎ではバーアタッチメントによりインプラント同士を連結することが望ましい。

下顎IODにおけるアタッチメントの選択（有歯顎編）

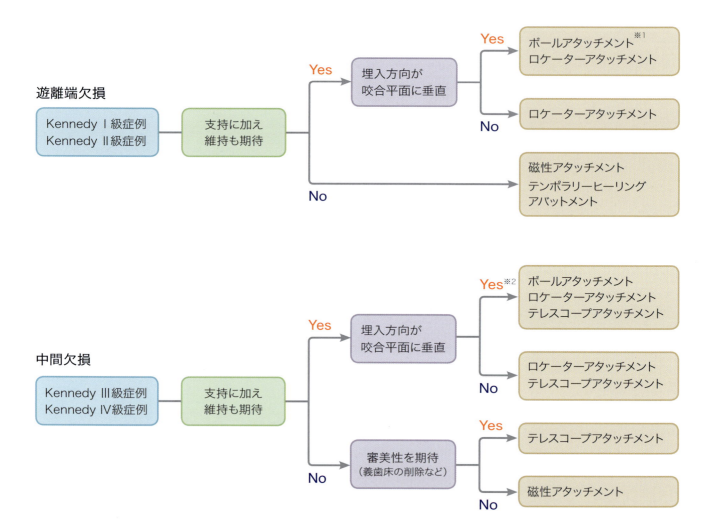

※1　欠損近心側に埋入している場合、義歯の沈下を考慮しアタッチメントを選択する。
※2　前歯部中間欠損症例において、埋入方向が咬合平面に垂直となることはかなり少ない。

上顎IODにおけるアタッチメントの選択（有歯顎編）[※1]

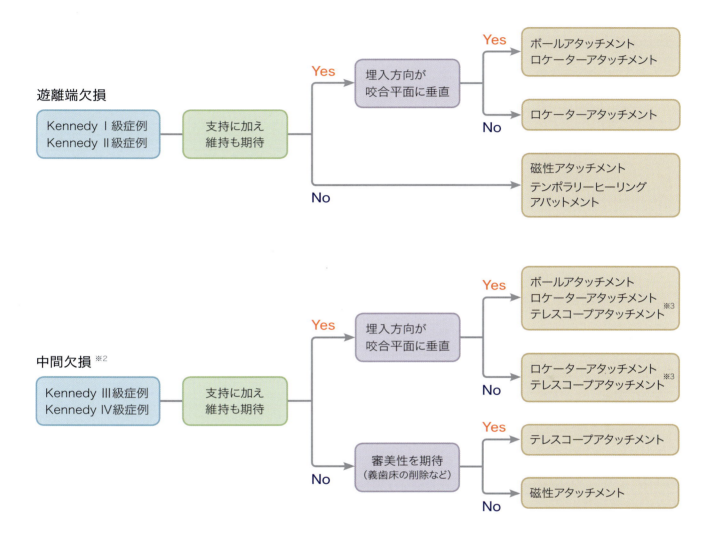

※1 無歯顎同様、上顎IODにおけるインプラント体の生存率は低い傾向にあることに注意する。
※2 Kennedy Ⅲ、Ⅳ級症例において、埋入方向が咬合平面に垂直となることはかなり少なく、上顎においては、リスクが高いことに注意する。
※3 複数本のインプラントが埋入されている場合、義歯のフレームワークによる強固な二次固定が得られる。

I

アタッチメントの選択基準

はじめに

インプラントオーバーデンチャー（IOD）の適応は、2003年に報告されたMcGillコンセンサスや2009年のYorkコンセンサスにより、その利点が広く認知され、適応が飛躍的に増加している[1, 2]。この理由に、従来の可撤性義歯に比較してIODに多くの長所が存在すること、あるいは固定性にない利点を得られることが挙げられる（表1）。

実際には、IODに関する報告はそれより以前にも当然のことながら多数存在し、それらが上記コンセンサスの背景になっている。IODに関する初期の報告として、骨膜下インプラントを用いたIODに関するものに始まり[3]、1986年にはBabbushら[4]は、多施設研究において、バーアタッチメントと維持クリップを使用したIODについて報告している。その後、IODの予後に関する報告やこれら予後と各種アタッチメントの関係についてもさまざまな文献が存在する[5〜7]。

ただし、アタッチメント自体に関する文献においては、予後や効果に多少の違い（硬軟組織評価など）は存在するものの、患者の満足度やインプラント体そのものの生存率等には各種アタッチメントにおいて差はないとの報告[8]や、特定のアタッチメントに関する利点や合併症について報告されていることが多く、IODに使用するアタッチメントを系統的に選択するためのエビデンスはいまのところ存在しない。

現実的には、アタッチメントの構造自体がそれぞれ大きく異なる以上、同じ条件で比較することは困難であるため、結果としてどのアタッチメントが優れているかなどをあきらかにすることはできないが、さまざまな口腔内あるいはインプラント自体の条件に応じて選択が勧められるアタッチメントは導き出すことが可能であると考えられる。加えて、IODの問題事象を探ると、アタッチメント自体が直接的に関係していることが多く、IODを長期に安定させるために、アタッチメントに対して正しく理解し、適切な選択が重要となる（図1）。

表1　IODの長所・短所

IODの長所
・維持や支持の改善
・義歯の安定性の向上
・審美性の向上
・咀嚼能率の改善や咬合力の増加
・歯槽骨吸収の抑制
・補綴装置のサイズを小さくできる
・その他（顎顔面補綴の補助など）

固定性インプラント補綴装置と比較したIODの長所
・インプラントの本数を少なくできる
・骨移植など追加の外科的な侵襲を軽減できる
・義歯床により軟組織の改善が容易
・人工歯による咬合平面の改善が容易
・インプラント周囲のメインテナンスが容易
・治療コストが低い
・修理が容易

IODの短所
・補綴スペースがある程度必要
・可撤性義歯であること（心理的側面を含む）
・インプラント周囲以外の断続的な骨吸収
・長期メインテナンスにおけるランニングコスト
・その他（義歯床下部への食片圧入など）

インプラント補綴装置に生じる問題事象とその割合	
オーバーデンチャーの維持力低下	（30%）
前装材料の破折（レジン）	（22%）
オーバーデンチャーのリライン	（19%）
オーバーデンチャーのクリップの破折	（17%）
前装材料の破折（ポーセレン）	（14%）
オーバーデンチャーの破折	（12%）
対合補綴装置の破損	（12%）
アクリルレジン床の破折	（7%）
リテイニングスクリューの破折	（7%）
アバットメントスクリューの緩み	（6%）

その他　メタルフレームの破折
　　　　リテイニングスクリューの緩み
　　　　アバットメントスクリューの破折
　　　　インプラント体の破折

図1　Goodacreらは、固定性ならびに可撤性インプラント補綴装置に生じる問題事象とその割合について検討し、インプラントオーバーデンチャーにかかわる問題事象が多いことを報告している[9]。そのなかにはアタッチメント自体に生じるものも少なくない

IODに使用するアタッチメントはどのタイミング、どのような基準で選択すればよいのだろうか？

　IODの適応を考える場合、まず患者の抱える問題点を診査したのち、現義歯の評価を行う。その際、必要に応じて現義歯の調整や義歯の新製を行うことも少なくない。この理由として、IODに使用されるさまざまなアタッチメントは、可能なかぎり安定した（させた）義歯の維持あるいはその安定性を向上させる装置であり、不安定な義歯の安定性を一手に引き受ける装置ではないことを理解する必要がある。

　その後、CT撮影による解剖学的診断と義歯の形態、そして患者の主訴（外れやすい、嚙んだら痛いなど）を総合的に判断し、インプラント体の埋入ポジションやその本数、使用するアタッチメントを選択していくことになる。つまり、さまざまなアタッチメントが存在するなかで、すべての症例に万能なアタッチメントは存在せず、個々の症例に応じたアタッチメントを選択する必要がある。さらに最終的な義歯を製作する段階で、術前に計画したとおりのアタッチメントが適応できるか慎重に判断する[10]（図2）。

　現在、国内で使用できるアタッチメントは、ボールアタッチメントやロケーターアタッチメントに代表されるスタッドあるいはアンカーアタッチメント、バーアタッチメント、磁性アタッチメント、そしてテレスコープタイプのアタッチメントなどが挙げられる。各種アタッチメントの詳細な特徴はⅡ章以降で解説するので、ここではまずアタッチメントの選択において考慮すべき一般的事項について述べる。

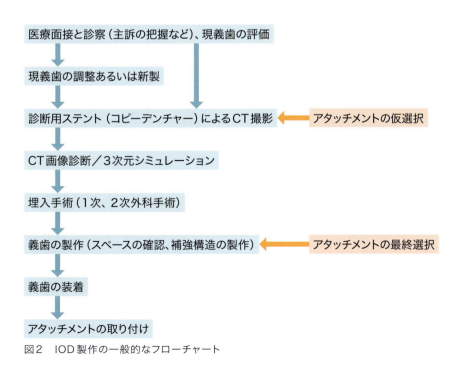

図2　IOD製作の一般的なフローチャート

アタッチメントの大きさ／補綴スペース

　アタッチメントは、維持力をはじめとしたその特性を活かすために形状がさまざまであり、結果として高さや幅径が異なる（**図3**）。アタッチメントの選択は、通常、診断の段階で口腔内所見や暫間義歯を参考にし、単に垂直的な補綴スペースだけでなく、口唇・頬粘膜や舌などの口腔軟組織に囲まれた3次元的なスペースを十分に把握し、決定すべきである（**図4**）。

　また、合わせて考慮すべき事項として、これら補綴スペースには、アタッチメントのみならず、人工歯、義歯床ならびに補強構造すべてを無理なく含む必要があり、アタッチメントの高径のみを配慮するだけでは、義歯製作時にクリアランスの不足や義歯形態が適切に付与できないことにより、装着感が低下するなど思わぬ問題を生じることとなる。なお、各種アタッチメント使用時に必要となる一般的なスペースは、**表2**のとおりである。

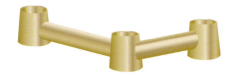

バーアタッチメント　　ボールアタッチメント　　テレスコープ型アタッチメント　　磁性アタッチメント　　ロケーターアタッチメント

図3　代表的なアタッチメント

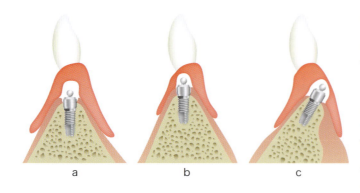

図4　補綴スペースとアタッチメントの関係
　義歯床内に無理なくアタッチメントを設置するためには、垂直的なスペースのみならず水平的なスペースについても十分な確認をとる必要がある。aでは問題なくアタッチメントが義歯床内に収まるが、bでは垂直的なスペースが不足する。cのように骨形態の制限によりインプラント体が頬舌的に傾斜することもあるが、その場合、水平的なスペースに問題を生じる。この模式図では、補強構造を省略しているので、実際の症例においては、アタッチメントの選択には慎重な判断が必要となる

	垂直方向	水平方向
ロケーターアタッチメント	8〜9mm	9〜10mm
バーアタッチメント	13〜14mm	8〜9mm
ボールアタッチメント	9〜10mm	7〜8mm
磁性アタッチメント	8〜9mm	8〜9mm
テレスコープアタッチメント	7〜9mm	6〜7mm

表2　各アタッチメントで必要となるスペース
　各アタッチメントによって必要となる垂直的、水平的スペースは異なる。ここでいう必要となるスペースにはアタッチメントだけでなく、補強構造や人工歯のスペースを含む。ただし、使用するインプラント頸部の形状によってもアタッチメント基部の形態が異なること、またインプラントのポジション、とくに頬舌方向によって必要となるスペースは変化することに注意する

インプラント体のポジションとその平行性

インプラント体のポジションは、診断ならびに治療計画時に綿密に決定されるべきである。その理由として、インプラント体のポジションは、アタッチメントの選択のみならず、その後のランニングコストやメインテナンス、そして補綴的問題事象の発生にも大きく影響するからである。また、複数本のインプラントを支台にすることの多いIODでは、個々のアタッチメントの特性を最大限発揮するために、可能なかぎり平行であることが望ましい[11, 12]。もし解剖学的な制約で理想的なポジションを取れない場合や計画と異なる埋入ポジションとなったり、平行性が確保できない場合、バーアタッチメントを用いた連結による対応やカスタムアバットメントにてアタッチメントの平行性を修正することがある（図5）。

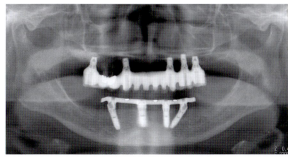 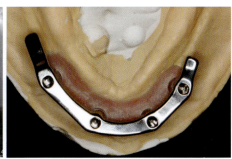

図5　62歳・女性。上顎は固定性インプラント補綴、下顎にインプラントオーバーデンチャーを適応した。下顎には4本のインプラントを計画したが、臼歯部は歯槽骨の頬舌径が小さいことに加え、骨頂から下歯槽神経までの距離が7mm程度であったため、オトガイ孔間の歯槽骨を利用し、後方部のインプラント体は傾斜埋入とした。このような場合、バーアタッチメントを用いることで、インプラント体の平行性を修正することができる

必要となる維持力

　多くのアタッチメントにおいて、発揮できる維持力は20N（約2kgf）程度まで設定されている。アタッチメントにより発揮される維持力は、義歯の安定性を向上させるために必要十分な維持力が求められる一方で、患者にとって無理なく取り外せる範囲の維持力でなければならない（図6）。

　推奨される具体的な維持力に関する報告は明確にはないものの、Schererら[13]は、模型実験ならびに過去の報告[14, 15]をもとに8〜10N（0.82〜1.02kgf）程度の維持力で効果が得られるとしている。しかしながら、IOD装着患者の主観的評価（満足度など）では、より大きな維持力を好むことも多数報告されている。

　さらにインプラントのポジションの項目でも述べたが、個々のアタッチメントの維持力はインプラントのポジションや本数、平行性に大きく影響を受ける。たとえば、下顎IODにおいて同じ4本支台であっても、オトガイ孔間の場合と前歯部と臼歯部に広く配置した場合では、垂直方向の維持力に差が生じる（広く配置したほうが維持力は高い）。

　また、話がより複雑になるが、垂直ではなく近遠心あるいは頰舌の傾斜方向への維持力は、インプラントの広い配置が必ずしも有利とはならない結果が模型実験にてあきらかにされている。したがって、患者個々のスキルや口腔機能、食形態により必要となる維持力に、幅があることを理解する必要がある。

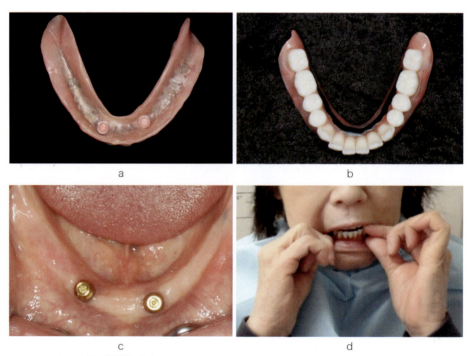

図6　70歳・女性。2|2相当部に2本のインプラントを埋入し、ロケーターアタッチメントを装着した。リプレイスメントメイルは、1つあたり1.36kg、合計2.72kg（約27N）に達する（a〜c）。dは実際の装着時の様子。このときに設定した維持力では容易に着脱できず、アタッチメントの維持力を変更した

アタッチメントの特性

それぞれのアタッチメントは、その維持機構ならびに形態から許容できる義歯の動きに違いがある[10]。具体的には、ボールアタッチメントやロケーターアタッチメントなどのスタッドタイプやアンカータイプの多くは、義歯の回転ならびにわずかな沈下を許容する。一方で、磁性アタッチメントは、特殊なもの（セルフアジャスト機構など）を除き、義歯の回転ならびに沈下は許容できない。そしてテレスコープタイプアタッチメントは通常、外冠と精密に適合しているため、義歯の動きに対する許容度は低い。一方、バーアタッチメントにおいては、クリップ機構を有するものやジョイントタイプ、リジッド構造（ユニットタイプ）などさまざまな形態が存在し、これにより義歯の動きに対する許容度が大きく変わる。

アタッチメントの選択には、これら基本的なアタッチメントの特性に加え、インプラントのポジション（図7）やアタッチメントの高径、すなわち義歯の回転中心の位置（図8）と合わせて考慮する必要がある。

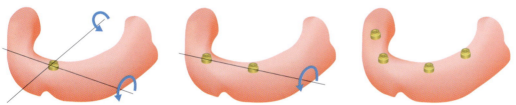

図7　インプラントポジションと義歯の回転。インプラントの本数ならびにそのポジションによって、回転軸が生じる

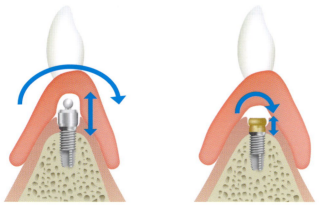

図8　アタッチメントの高径と義歯の回転。アタッチメントの高径によっても義歯の回転の度合いは異なる

口腔清掃状態

　IODは、可撤性補綴装置であるため、一般的には清掃性が高いとされている。しかしながら、バーアタッチメント以外のアタッチメントは、口腔内で孤立しているため、患者にとっては清掃しにくいと感じたり、清掃が不十分となることが多い（図9）。したがって、IOD患者においても口腔清掃状態の評価ならびに技術（器用さ）は、術前より厳密に行う必要がある。

　Assadら[16]は、下顎無歯顎患者10名に対して、磁性アタッチメントとバーアタッチメントをそれぞれ5名ずつ適応し、軟組織の評価を行っている。その結果、磁性アタッチメント群のほうが、プラーク指数（PI）が高かったと報告している。このことからも単独のアタッチメントは清掃しにくい（ブラッシング操作が難しい）ことが想像される。ただし、この報告のなかでAssadらは、18ヵ月時の評価において、バーアタッチメント下部の歯肉の炎症や過形成が生じたことを報告している。実際、バーアタッチメント下部の過形成については、他の多数の論文でも報告されており、必ずしもバーアタッチメントの清掃性が高いとはいえず、患者個々の清掃状態に応じてアタッチメントを選択していくこととなる（図10）。

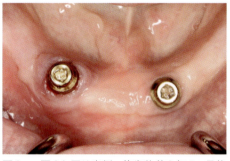

図9a　図6と同じ症例。義歯装着3年4ヵ月後に、右下のロケーターアタッチメント周囲の歯肉に腫脹を生じた。義歯の清掃状態は良好であったが、アタッチメント周囲のセルフメインテナンスが不十分であったため、インプラント周囲粘膜炎を発症した

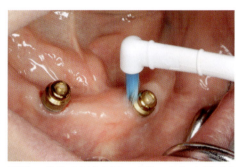

図9b　改めてOHIを行い、アタッチメント周囲の清掃を再度指導した（OHI後、3週間経過時）

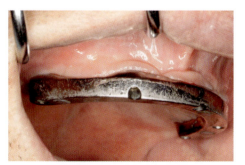

図10　上顎無歯顎患者。5本のインプラントを支台としたバーアタッチメントを装着したが、3年経過時にアタッチメント下部の歯肉の過形成が生じ、疼痛を訴えた

メインテナンスの容易さ

　ボールアタッチメントやロケーターアタッチメントなどのスタッドタイプあるいはアンカータイプのアタッチメントでは、維持力の発揮にシリコーンやナイロン製の維持パーツを利用していることから、摩耗による経年的な維持力低下に対して、定期的な交換が必要となる（図11）。

　バーアタッチメントにおいてもクリップタイプでは、維持力のアクチベートで対応できない場合は、パーツの交換で対応することになる。

　また前述のとおり、アタッチメントの形態によって清掃性が異なること、また顎堤吸収に対する対応としてリラインが必要となることも考慮しなければならない。Payneら[17]はIODにおける補綴学的問題事象に関する文献レビューを報告しているが、そのなかでアタッチメントの形態にかかわらず、8～30％においてリラインが必要であったとしている。バーアタッチメントの場合、下部のアンダーカット部の存在によりリライン操作はより煩雑であり、間接法によるリラインテクニックなどがこれまで紹介されている[18]。

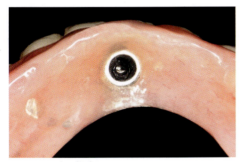
a：Oリングの摩滅

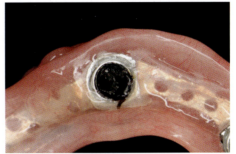
b：ナイロンメイルの摩滅

図11　維持パーツは、義歯の着脱や機能時の変形等により摩滅する。そのため、維持力の低下が認められるなど問題が生じた際は交換が必要となる

IODに必要となるコスト／患者の経済性

　IODの製作やメインテナンス費用に関する報告は、これまでに多数存在する。Takanashiら[19]は、65〜75歳の上下顎無歯顎者60名に対して、下顎2-IOD（ボールアタッチメントとメタルマトリックス）と従来の全部床義歯をランダムに適応し、装着後1年までに必要となる費用について、比較検討している。その結果、すべての治療コストを合計すると、IODは全部床義歯の1.8倍の費用が必要になるとしている。インプラント体の本数が増えたり、バーアタッチメントでインプラント同士を連結する場合では、さらに治療費用が必要となる[20]。日本国内で通常の可撤性義歯を製作する場合、保険適用となるため、保険外診療となるIODを適用する場合は、海外で報告されている以上に、治療費用の差が生じることになる。

　もう一つ忘れてはならないこととして、ランニングコストが挙げられる。多くのアタッチメントにおいて、着脱操作の繰り返しにより維持力が低下することが報告されており、患者に対して十分な説明を事前に行っておくべきである。

　ただし、IODにより顎堤の吸収抑制や維持力向上など得られる利点が多いことも事実である。実際、Zitzmannら[21]は、患者の健康状態の改善によって得られる相対的な利益や口腔の健康維持にかかる費用など、製作に関連する費用以外の因子も考慮して比較していることから、患者に対して、利点・欠点ならびに必要となる費用を事前に十分説明することで、良好な治療結果が得られる（図12）。

	IOD		全部床義歯
治療費用	高価	>	安価
治療時間	長い	>	短い
メインテナンス費用	高価	>	安価
健康の改善、満足度などの費用対効果	大きい	>	患者や術者により差あり

図12　全部床義歯と比較し、IODではインプラント手術に伴う費用（イニシャルコスト）やメインテナンス時のアタッチメントの交換費用（ランニングコスト）は高いものの、IODによって患者が得られる恩恵も大きく、IODは費用対効果が高い治療でもある

粘膜の性状

Massadら[22)]は、患者の顎堤粘膜の性状もアタッチメント選択の際に重要であるとしている。IODを適応する患者の多くは、著明な顎堤吸収を呈していることが多く、全部床義歯装着時に潰瘍形成を頻回に経験していることも少なくない。ボールアタッチメントやロケーターアタッチメント、磁性アタッチメントは、アタッチメント自体の支持も当然期待できるものの、顎堤粘膜の支持も一定割合必要となる。

Andoら[23)]は、4本のインプラント支台（左右の犬歯ならびに臼歯部に磁性アタッチメントを装着）の下顎IODを装着した患者に対して、インプラント体ならびに義歯床下粘膜に加わる応力を測定している。その結果、加えられた荷重（咬合力を想定）のうち、インプラント体がおおよそ60～70％負担し、顎堤粘膜の負担割合は30～40％であったとしている。一方で、犬歯相当部の2本支台のIODでは、顎堤粘膜の咬合力負担割合は70％まで増加し、粘膜による支持割合が高いことを報告している。

またTymstraら[24)]は、通常の全部床義歯、下顎の2-IODならびに4-IODの患者において、パノラマX線写真を用いて下顎大臼歯部の顎堤吸収を評価している。その結果、2-IOD患者では全部床義歯患者以上に顎堤吸収が認められたとしており、2-IODでは前方部に配置されたインプラントを支点に臼歯部の回転沈下も合わさり、結果として顎堤粘膜にかなりの咬合力が分散されることがあきらかとなっている。

したがって、高度な顎堤吸収を呈する患者、口腔乾燥や大きな咬合力により顎堤粘膜に痛みの出やすい患者などには、インプラント体を広く配置した4-IODやバーアタッチメントの適応を考慮する（図13）。

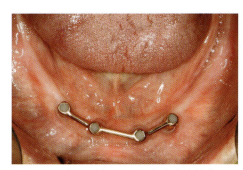

図13　75歳・男性。下顎全部床義歯装着時の疼痛が主訴であった。顎堤は重度の骨吸収が認められ、粘膜支持が得にくかったため、オトガイ孔間に4本のインプラントを埋入し、バーアタッチメントによるIODを装着することで、粘膜負担を軽減している

その他

1．上下顎の関係／対合の状態

　多くの患者の主訴は下顎全部床義歯の維持不良であり、結果として下顎IODの適応が圧倒的に多い。ただ実際には、上顎も無歯顎であることが少なくなく、下顎のみにIODを適応することで上顎の全部床義歯あるいは顎堤に対する加圧要素を増強することになる。その結果、上顎顎堤粘膜の過形成や歯槽骨の吸収をより引き起こす可能性があることを理解する。とくにバーアタッチメントでは、インプラント体の配置にも影響を受けるものの、インプラントによる支持割合が大きく、強力な加圧因子となることに注意する。

2．インプラント体の生存率

　下顎IODでは、これまでの多数の報告において、使用するアタッチメントの種類は、インプラント体の生存率に影響を与えないことがあきらかとなっており、その生存率も固定性インプラント補綴と遜色はない[25]。

　一方で、上顎IODにおいては、選択するアタッチメントの種類によって、インプラント体の生存率が大きく異なることが報告されている。Visserら[26]は、上顎IODにおけるインプラント生存率は、46〜100％と非常に幅広いことを報告したうえで、6本のインプラントをバーアタッチメントにて連結し、バーアタッチメントに設置されたCekaアタッチメントに維持を求めた上顎IODの生存率について報告している。その結果、インプラント体の10年生存率は86.1％であったとし、下顎IODには劣るものの、バーアタッチメントによる連結の必要性を述べている。

　Rodriguezら[27]も、上顎IODにおいて、5本あるいは6本設置されたインプラント体の生存率を報告している。その結果、バーアタッチメントによって連結されたインプラント体の生存率は、94.6％と高かったが、キャップアタッチメント（非連結）を装着したインプラント体の生存率は81.8％であったとしている。

　インプラント体の直径や長径、埋入ポジション、表面性状や患者個々の因子（咬合力、対合条件、骨密度等）などさまざまな条件によって、インプラント体の生存率は影響を受け、ある一定の条件が整えば、非連結タイプのアタッチメントであっても高い生存率が得られると考えられるが、現在までの報告を考慮するかぎり、上顎IODでは、バーアタッチメントによる連結が望ましいと考えられる。

参考文献

1) Feine JS, Carlsson GE, Awad MA, Chehade A, Duncan WJ, Gizani S, Head T, Lund JP, MacEntee M, Mericske-Stern R, Mojon P, Morais J, Naert I, Payne AG, Penrod J, Stoker GT, Tawse-Smith A, Taylor TD, Thomason JM, Thomson WM, Wismeijer D : The McGill consensus statement on overdentures. Mandibular two-implant overdentures as first choice standard of care for edentulous patients. Montreal, Quebec, May 24-25, 2002. Int J Oral Maxillofac Implants, 17(4) : 601-602, 2002.
2) British Society for the Study of Prosthetic Dentistry : The York consensus statement on implant-supported overdentures. Eur J Prosthodont Restor Dent, 17(4) : 164-165, 2009.
3) ML Perel : Prosthodontic consideration of dental implants. M.L Perel (ed) Dental Implantology and Prostheses, J. B. Lippincott Co, 1977.
4) Babbush CA, Kent JN, Misiek DJ : Titanium plasma spray (TPS) Swiss screw implants for the reconstruction of the edentulous mandible. J Oral Maxillofac Surg, 44 : 247-282, 1986.
5) Engquist B, Bergendal T, Kallus T, Linden U : A retrospective multicenter evaluation of osseointegrated implants supporting overdentures. Int J Oral Maxillofac Implants, 3 : 129-134, 1988.
6) Jemt T, Chai J, Harnett J : A 5-year prospective multicenter follow-up report on overdentures supported by osseointegrated implants. Int J Oral Maxillofac Implants, 11 : 291-298, 1996.
7) Wismeijer D, Van Waas MAJ, Vermeeren J : Overdenture supported by implants : a 6.5 year evaluation of patient satisfaction and prosthetic after care. Int J Oral Maxillofac Implants, 10 : 744-749, 1995.
8) Naert I : The Influence of Attachment Systems on Implant-Retained Mandibular Overdentures. Feine JS, Carlsson GE (ed). Implant Overdentures : The Standard of Care for Edentulous Patients. Quintessence Publishing, 2003.
9) Goodacre CJ, Bernal G, Rungcharassaeng K, Kan JY : Clinical complications with implants and implant prostheses. J Prosthet Dent, 90(2) : 121-132, 2003.
10) 前田芳信, 和田誠大 : インプラントオーバーデンチャーの臨床とエビデンスQ&A インプラントをしていてよかったと思ってもらうために. クインテッセンス出版, 東京, 2017.
11) Banton B, Henry MD : Overdenture retention and stabilization with ball-and-socket attachments : principles and technique. J Dent Technol, 14(7) : 14-20, 1997.
12) Chung KH, Chung CY, Cagna DR, Cronin RJ Jr. : Retention characteristics of attachment systems for implant overdentures. J Prosthodont, 13(4) : 221-226, 2004.
13) Scherer MD, McGlumphy EA, Seghi RR, Campagni WV : Comparison of retention and stability of implant-retained overdentures based upon implant number and distribution. Int J Oral Maxillofac Implants, 28(6) : 1619-1628, 2013.
14) Besimo CE, Guarneri A : *In vitro* retention force changes of prefabricated attachments for overdentures. J Oral Rehabil, 30(7) : 671-678, 2003.
15) David R. Burns, John W. Unger, Ronald K. Elswick Jr., David A. Beck : Prospective clinical evaluation of mandibular implant overdentures : Part I--Retention, stability, and tissue response. J Prosthet Dent, 73(4) : 354-363, 1995.
16) Assad AS, Abd El-Dayem MA, Badawy MM : Comparison between mainly mucosa-supported and combined mucosa-implant-supported mandibular overdentures. Implant Dent, 13(4) : 386-394, 2004.
17) Payne AG, Solomons YF : The prosthodontic maintenance requirements of mandibular mucosa- and implant-supported overdentures : a review of the literature. Int J Prosthodont, 13(3) : 238-243, 2000.
18) Mosharraf R, Abolhasani M, Givehchian P : A technique for relining bar-retained overdentures. J Prosthet Dent, 112(6) : 1591-1594, 2014.
19) Takanashi Y, Penrod JR, Lund JP, Feine JS : A cost comparison of mandibular two-implant overdenture and conventional denture treatment. Int J Prosthodont, 17(2) : 181-186, 2004.
20) Khadivi V : Correcting a nonparallel implant abutment for a mandibular overdenture retained by two implants : a clinical report. J Prosthet Dent, 92(3) : 216-219, 2004.
21) Zitzmann NU, Marinello CP, Sendi P : A cost-effectiveness analysis of implant overdentures. J Dent Res, 85(8) : 717-721, 2006.
22) Massad JJ, Ahuja S, Cagna D : Implant overdentures : selections for attachment systems. Dent Today, 32(2) : 128, 130-132, 2013.
23) Ando T, Maeda Y, Wada M, Gonda T : Measuring the load-bearing ratio between mucosa and abutments beneath implant- and tooth-supported overdentures : an *in vivo* preliminary study. Int

J Prosthodont, 24 (1) : 43-45, 2011.
24) Tymstra N, Raghoebar GM, Vissink A, Meijer HJ : Maxillary anterior and mandibular posterior residual ridge resorption in patients wearing a mandibular implant-retained overdenture. J Oral Rehabil, 38 (7) : 509-516, 2011.
25) Gotfredsen K, Holm B : Implant-supported mandibular overdentures retained with ball or bar attachments : a randomized prospective 5-year study. Int J Prosthodont, 13 (2) : 125-130, 2000.
26) Visser A, Raghoebar GM, Meijer HJ, Vissink A : Implant-retained maxillary overdentures on milled bar suprastructures : a 10-year follow-up of surgical and prosthetic care and aftercare. Int J Prosthodont, 22 (2) : 181-192, 2009.
27) Rodriguez AM, Orenstein IH, Morris HF, Ochi S : Survival of various implant-supported prosthesis designs following 36 months of clinical function. Ann Periodontol, 5 (1) : 101-108, 2000.

II

各種アタッチメントの特徴

1　ボールアタッチメント

　ボールアタッチメントは、ほぼすべてのメーカーにおいてアタッチメントの一つとしてラインナップされている。強い維持力を発揮することで、歯科医師ならびに患者ともに期待する義歯の維持安定が得られ、世界的にみても使用頻度が高いアタッチメントの一つである。また、顎堤幅の少ない症例に使用されるミニインプラントは、ワンピースタイプである場合、その維持部にボールアタッチメントが設定されていることが多い。

代表的な構造（図1）

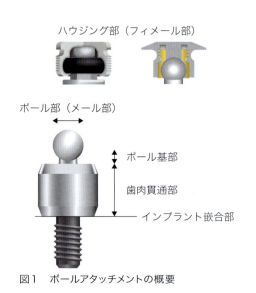

図1　ボールアタッチメントの概要

> ハウジング部：義歯床内に取り込むハウジング部で、ほぼすべての製品は金属製となっている。このメタルハウジング内にシリコーンゴム製あるいは金属製（チタンや金合金）の維持部が設置されており、これらがボール部のアンダーカット部あるいは最大豊隆部に接触することで、必要な維持力を発揮する。

> ボール部：ボール部の直径は、おおよそ2〜2.5mmに設定されている。形態はその名のとおり、球状であるが、上部が平面形態をとる場合もある。

> 歯肉貫通部：アタッチメント周囲の清掃性を考慮し、歯肉から1mm程度は露出する高さを選択する。一方で、この側面部分は平行であるため、過度に露出させると、義歯床内面のリリーフが不十分である際に大きな側方力を与えてしまうことに注意する。

ボールアタッチメントの適応症（図2）

- ☑ 大きな維持力を期待する症例
- ☑ 顎堤に重度の骨吸収がなく、インプラント体に側方力が加わりにくい症例
- ☑ バーアタッチメントの維持力の補助

図2

特徴ならびに利点

1. 維持力の特性

ボールアタッチメントの維持力は、金属製のハウジング内に設置したシリコーンゴムやニトリルゴムなどの弾性材料がボールの頸部寄りを抱え込むことによって維持力を発揮するものと、金属製のインサートがボール部（リテンティブアンカー部）を把持することによって維持力を発揮するものに分けられる。

弾性材料を使用するものは、維持力にバリエーションがない反面、もともと維持力が他のアタッチメントと比較して高く（5～10N）設定されていることが多い。

一方で、金属製インサートの多くは、専用のドライバーを使用することにより、維持力の調整が可能となっている（**図3**）。またメーカーにより、ボール部の直径はさまざま（2～2.5mm）であるが、大きくなるほど発揮される維持力も高くなる（**図4**）。

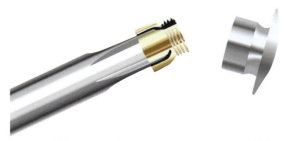

図3　維持力の調整。専用のドライバーを用いて金属製インサートをわずかに回転させることにより、維持力を調整できる（ストローマン製品カタログより引用改変）

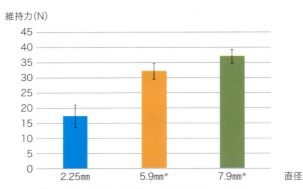

図4　ボール部の直径に比例して維持力は大きくなる。
*は実験用試作アタッチメント（文献1より引用改変）

2. インプラントの本数と配置で維持力の程度は異なる

ボールアタッチメントを使用したIODについては、正中部のみに設置した1本の症例から前方部の2本あるいは臼歯部も加えた4本などさまざまな報告がなされている。歯槽骨の形態や患者の期待などさまざまな条件により、適応するインプラントの本数や配置は異なるが、結果として維持力の程度も異なってくる。

Schererら[2]は、模型実験において異なる本数、配置をとったボールアタッチメントの維持力を測定している（**図5**）。その結果、垂直方向への維持力は本数が増えるごとに増加する一方で、側方あるいは前方への維持力では差が小さくなる傾向を示している。

ではMcGillコンセンサスで推奨されている2-IODではどうであろうか？　彼らは同じ模型を使用して、さまざまな部位に2本左右対称にボールアタッチメントを設置し、維持力の特性を検討している（**図6**）[3]。その結果、前方部2本より後方部2本のほうが咬合平面に対して垂直方向への維持力が高かったとし、維持力の発揮にはインプラント同士はある程度距離を離したほうがよいとしている。

ただし、後方へのボールアタッチメントの設置は、クリアランス（スペース）の問題、義歯の前後方向への回転沈下など機能時の義歯のコントロールが難しくなる可能性があることに注意する。したがって、維持力のみを期待して埋入位置を決定することは避けるべきである。

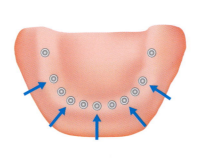
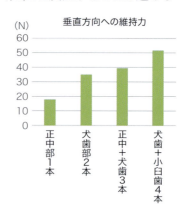
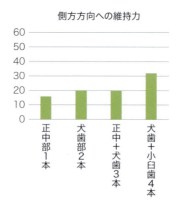
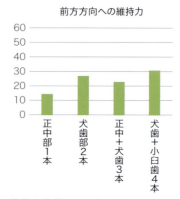

図5　模型に設置されたボールアタッチメントに義歯を装着し、垂直、側方ならびに前方に牽引した際の脱離までの力を測定している。その結果、垂直方向では本数が増加するほど維持力は増加するものの、傾斜報告（左右、前後）では維持力は低下するとともに、本数による差は小さくなるとしている（文献2より引用改変）

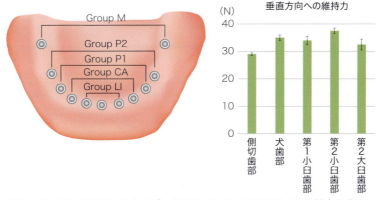

図6 それぞれの部位に2本のボールアタッチメントを設置して、維持力を確認している。咬合平面に対して垂直方向への維持力は、第2小臼歯部で最も高い。ただし、2本のアタッチメントを結んだフルクラムラインにより義歯は前後に回転するため、必ずしも前方部よりも後方部のほうが優れているとは言い切れないだろう（文献3より引用改変）

表1 周囲軟組織のトラブル頻度（文献5より引用改変）

		バー	磁性	ボール
義歯装着時	周囲疾患	0	0	0
	痛み	0	0	2
	潰瘍	1	0	0
	歯肉過形成	1	2	0
経過5年	周囲疾患	6	0	0
	痛み	0	0	0
	潰瘍	0	3	0
	歯肉過形成	4	3	4
経過10年	周囲疾患	3	2	0
	痛み	0	0	0
	潰瘍	1	7	1
	歯肉過形成	2	0	0

表2 IODのトラブル回数（文献5より引用改変）

	バー	磁性	ボール
アタッチメントの摩耗	5	17	6
アタッチメントの腐食	0	11	0
スクリューの緩み	5	7	15
アタッチメントの交換	20	21	21
義歯裏装	1	4	3
義歯新製	3	2	2
義歯破折	1	2	2

3．ボールアタッチメントを装着した患者の満足度は？

さまざまなアタッチメントを装着した患者のIODに対する満足度については、これまで数多く報告されている。これらの報告を見るかぎり、ボールアタッチメントを装着した患者の義歯に対する満足度は一様に高い。

Naertら[4]は、36名の患者をランダムにバーアタッチメント、ボールアタッチメントならびに磁性アタッチメントを利用した下顎2-IODに振り分け、メインテナンス時の問題と患者満足度（Visual Analog Scaleを用いた主観評価）について10年間追跡調査を行っている。その結果、ボールアタッチメントは他のアタッチメントと比較して、強い維持力が持続するとともに、周囲軟組織のトラブルが少なく、患者満足度が高かったとしている（**表1、2**）。

また、Awadら[5]は、無歯顎患者60名をランダムにボールアタッチメントを利用した下顎2-IODと通常の下顎全部床義歯の2群に分け、満足度や義歯に関する評価（快適性・安定性・咀嚼能力・発音・審美性・清掃性）を比較している。その結果、IOD群は全部床義歯群と比較して満足度は高く、義歯に関するそれぞれの評価においても良好であったことを報告している。

　図7は下顎2-IODを適応した患者に対して、3ヵ月ごとに磁性アタッチメントとボールアタッチメントを交互に使用して満足度を評価したものである。結果的には、大きく満足度に差はなかったものの、最終的には患者はボールアタッチメントを選択した。このようにボールアタッチメントは、その高さによる把持効果から高い満足度を得やすいアタッチメントであることがわかる。

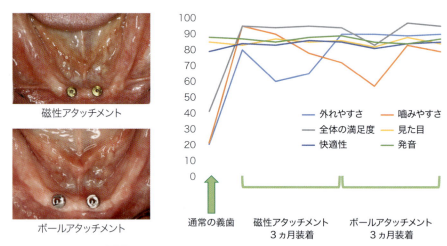

図7　71歳・男性。2|2部にインプラントを埋入し、IODを製作した。アタッチメントには、磁性アタッチメントおよびボールアタッチメントをそれぞれ3ヵ月ずつ使用してもらい、VAS法にて満足度ならびに義歯の評価を行った。いずれのアタッチメントにおいても、「外れやすさ」、「噛みやすさ」、「全体の満足度」は、大きく改善されたが、最終的にはボールアタッチメントの装着を希望された

COLUMN

ボールアタッチメントにおけるさまざまな工夫

長期的な臨床での経過報告はまだないものの、各社がボールアタッチメントにさまざまな工夫を付与している。

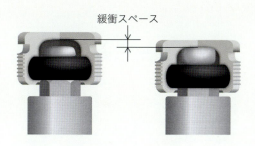

ジーシーのボールアタッチメント（ホームページより引用改変）

ボールアタッチメント上部は平坦にし、高径を下げる工夫が施されているとともに、上部に緩衝スペースを設けることで咬合力を緩衝し、インプラントへの過重負担を軽減する設計をとっている。

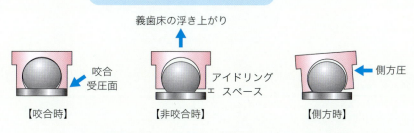

山八歯材工業のクーゲルホックアタッチメント（ホームページより引用改変）

ポリプロピレン製のフィメールを使用することにより、維持力の持続を確保するとともにアイドリングスペースを設けることで、咬合時の支台部にかかるストレスを抑え、非咬合時には粘膜への圧迫感が緩和する効果がある。

注意すべき点

1．複数本のボールアタッチメントを使用する場合は平行でなければならない

　ボールアタッチメントは回転許容性を有しているため、ある程度の角度許容性を有しているとされるが、複数のインプラントにボールアタッチメントを適応する際は、原則お互いが平行である必要がある（**図8**）。その理由として、維持装置自体の経年的変化の加速のみならず、インプラント体に余計な側方力が加わるためである。Yangら[6)]は、模型実験にて、インプラントの傾斜（0°、15°、30°および45°）がアタッチメントの維持力およびインプラント体に与える側方力を測定している。その結果、維持力は30°の傾斜まで大きく変化しなかったが、インプラント体に加わる側方力は傾斜ともに増加するとしている（**図9**）。

　また傾斜することにより、歯肉貫通部の一方に大きなアンダーカットが生じ、義歯内面のリリーフ量が大きくなるなどの問題も生じることになる。もし平行性が確保できない場合は、バーアタッチメントによる連結も考慮する。

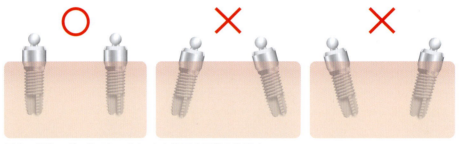

図8　複数のボールアタッチメントを使用する際の注意点

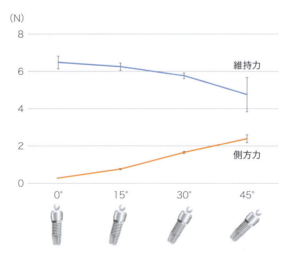

図9　インプラント体の傾斜と維持力および側方力の関係

2. アタッチメントの経年変化

ボールアタッチメント自体の材質にはチタンが用いられることが多いが、維持部に使用される材料には、チタン、金合金、テフロンやニトリルゴムといったさまざまな弾性材料が応用されている。

◆ボールアタッチメントの経年変化

Fromentinら[7]は、金合金を維持部に使用したボールアタッチメント部について、最大8年間使用した際の形態変化を電子顕微鏡（SEM）にて観察している。その結果、約3年経過時には側面がやや平坦になり、また表面には傷が生じることを報告している。そして8年経過時では、ボールアタッチメントは側面部の平坦化が進行し、先端部は非対称となったとしている（図10）。

これらの形態変化が実際の維持力に及ぼす影響は検討されていないものの、大きな形態変化は、ボールアタッチメントの破折や義歯装着時の位置ずれなどを引き起こす可能性があるため、経過観察時には維持部のみならず、アタッチメント自体の形態についても確認することが望ましい（図11）。

また、ボールアタッチメントを装着している対顎に歯冠が存在している場合、義歯非装着時にアタッチメントの摩耗を引き起こすことがある。通常、夜間は義歯を外すよう指導するが、このような可能性が考えられる場合は、義歯の装着あるいは夜間装着用の義歯の製作が必要になる。

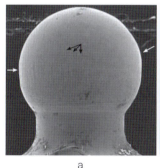 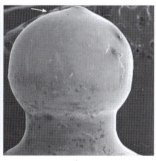

図10　ボールアタッチメントの形態変化
a：約3年経過時。ボールアタッチメントの側面部はやや平坦化し（白矢印）、表面に傷が生じている（黒矢印）
b：8年経過時。側面の平坦化は進行し、頂上部は摩耗により非対称な形態となっている（白矢印）（文献7より引用）

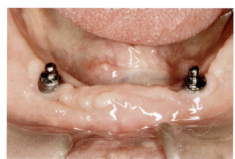 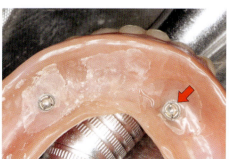

図11　87歳・男性。ボールアタッチメントを使用した下顎2-IODを装着している。経過は良好であったが、14年経過時に維持力の低下を訴えた。左側のボールアタッチメントの形態変化が著明であるとともに、同部の金合金製のマトリックスの一部も破折している（赤矢印）

◆維持部の経年変化

　Branchiら[8]は、テフロン、チタン、金合金ならびにシリコーンゴム（O-ring）の4種類のマトリックスを使用したボールアタッチメントの維持力の経年変化を模型実験にて検証している。その結果、5,500回の着脱後（約3年を想定）において、チタンおよびO-ringで維持力の大きな低下を認めたとしている（それぞれ最初の68％、75％減）。

　一方で、テフロンあるいは金合金マトリックスは、維持力は低下せず、わずかに増加したとしている。それぞれのマトリックスの発揮する維持力に差があるものの（**表3**）、使用するマトリックス（維持部）の特性について理解するとともに、これら経年変化に伴うパーツ交換の必要性について、患者に説明しておく必要がある（**図12**）。

表3　代表的なマトリックスの維持力の変化。着脱の繰り返しによって、チタンマトリックスあるいはO-ringでは著明な維持力の低下が生じる（文献8より引用改変）

	着脱前	5,500回着脱
金合金	1.56	2.49
テフロン	1.42	1.81
チタン	1.35	0.44
O-ring	1.04	0.25

（単位：Kgf）

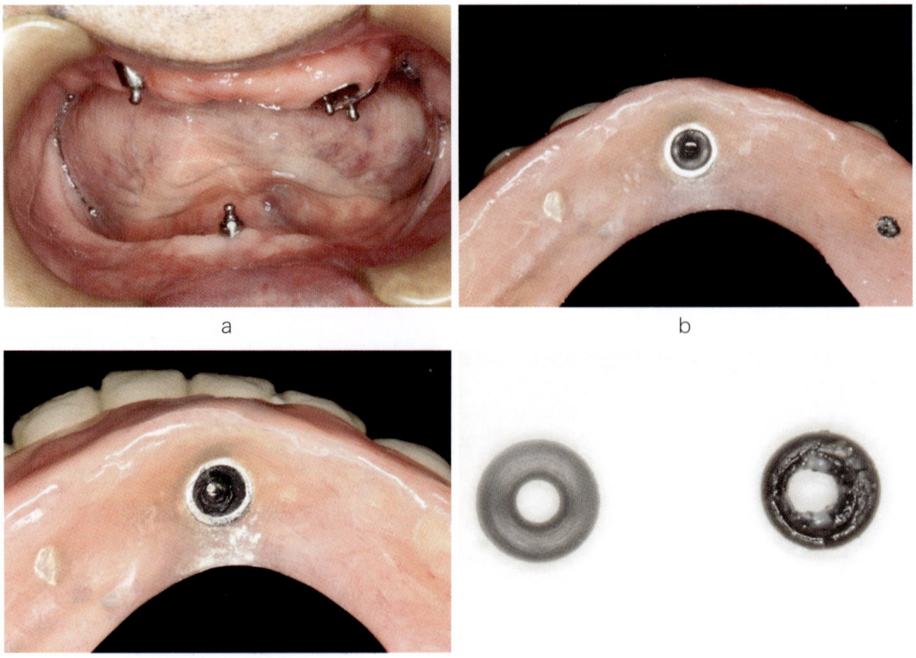

図12　マトリックスの経年変化。72歳・男性。ボールアタッチメントを利用した下顎1-IODを装着している。維持部（マトリックス）にはメタルハウジングに装着したニトリルゴムを使用している（a、b）。装着後、患者は結果に満足していたが、半年経過時に維持力の低下を訴えた（c）。マトリックスの拡大写真（d）。使用前（左）と比較し、大きく摩滅していることが観察できる

3. 周囲組織の経年変化

◆周囲軟組織

　インプラントのポジションにもよるが、インプラント支持が主なバーアタッチメントと比較し、ボールアタッチメントは粘膜による支持も一定の割合で存在することにより、周囲粘膜の炎症が生じやすいことが報告されている[9]。その一方で、Karabudaら[10]は、ボールアタッチメントおよびバーアタッチメントを使用したIODの周囲組織の評価を行った結果、改良プラーク指数（mPI）、改良型サルカスブリーディング指数（mSBI）ならびにポケット深さ（PD）に有意な差はなかったとしている。

　したがって、アタッチメント周囲の清掃は決して容易ではないことに注意は必要であるが、ボールアタッチメント特有の周囲軟組織の問題は現在のところ報告されていない。

◆周囲骨

　Cehreliら[11]はインプラント周囲骨の吸収とアタッチメントの種類について、システマティックレビューを報告している。その結果、上顎については分析できなかったものの、下顎IODにおいては、アタッチメントの種類（バー、ボール、マグネットおよびその他のアタッチメント）によって骨吸収に差はなかったとしている。

　ボールアタッチメントに限れば、Elsyadら[12]が下顎2-IODに無作為に通常荷重あるいは即時荷重にてボールアタッチメントを適応し、3年間における骨吸収を比較している。その結果、即時荷重群では有意に骨吸収量が大きかったとしている。近年、下顎IODの即時荷重に関する報告も増え、高い生存率を示しているが、ボールアタッチメントは高径が高いことから慎重な判断が必要と考えられる。

4. 上顎に対する適応

　Närhiら[13]は、上顎無歯顎患者16名に対してバーアタッチメント（11名）あるいはボールアタッチメント（5名）を支台としたIODを適応した結果、いずれの患者も補綴装置に満足するとともに、口腔機能の改善が認められたとしている。また、これらインプラントの6年後の累積生存率も90％であり、骨吸収にも差はなかったとしている。

　ただし、I章でも述べたが、現在のところ上顎IODにおいてはバーアタッチメントにてインプラント同士を連結することで高い生存率を示すとされており、単独でボールアタッチメントにてIODを支持することはあまり推奨できない。実際、Närhiらの報告でもアタッチメントの選択をランダムに患者に振り分けているのではなく、ボールアタッチメントを適応した患者は比較的、骨量や骨密度に問題がなかった可能性も考えられる。さらに、仮に条件が比較的良好であっても、長期的な予後については不明である（図13）。

5. ミニインプラントとボールアタッチメント

　ミニインプラントの多くが、ボールアタッチメントを有したワンピース構造であり、直径は2〜3mm程度である。これまでミニインプラントについては、良好な経過が報告されている。Bulardら[14]は、ミニインプラントを使用し、5つのクリニックで5ヵ月から最長8年間にお

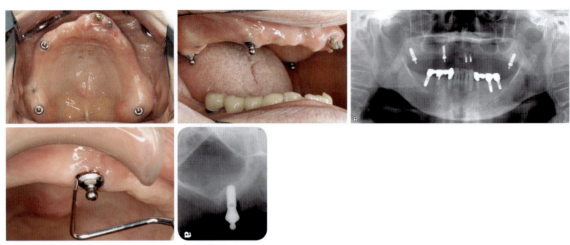

図13　78歳・女性。転居に伴い、IODの調整のため来院
上段：初診時より上顎に3本のボールアタッチメントおよび前歯部天然歯を支台としたIODを装着していた。IOD装着後、5年程度経過している。インプラント同士は連結されていないが、ボールアタッチメントは比較的平行に設置されており、パノラマX線写真にて周囲骨の吸収を認めないため、このままメインテナンス（6ヵ月ごと）を継続した
下段：初診より4年10ヵ月経過時に、上顎右側小臼歯相当部歯肉の腫脹を主訴に救急来院。義歯の動揺等は認めなかったが、同インプラント周囲ポケットは6mmに達し、デンタルX線写真にて骨吸収を認めた。消炎処置を行っているが、今後骨吸収が進行するようであれば、外科処置あるいは撤去を検討している

ける生存率を検討した結果、91.2％と通常のインプラントと同等の生存率を示している。またGriffittsら[15)]も同様に30人の患者に対して、ミニインプラントを適応し、その生存率は97.4％と高く、維持力や咀嚼能力の向上を認めたとしている。ただしこれらの報告は下顎IODに限定され、上顎におけるミニインプラントに関する報告はほとんどない。実際、さまざまなメーカーにおけるミニインプラントが推奨される適応症には上顎は含まれない。

またミニインプラントは、直径が小さいことから側方力に対する抵抗力が低い欠点がある。Allumら[16)]はアクリルブロックに30°傾斜して埋入した通常のインプラント（直径4.1mm）、ナローインプラント（直径3.3mm）およびミニインプラント（直径2.8mm）に荷重を加え、弾性変形する力を測定している。その結果、通常あるいはナローインプラントでは989N、619Nであったのに対して、ミニインプラントでは、237Nと低い値を示している。先に述べたようにボールアタッチメントの特性を最大限発揮するためには、それぞれのインプラント同士は平行であることが重要であり、加えてミニインプラントは可能なかぎり咬合平面に垂直であることが望まれる。

もしミニインプラント同士を平行に埋入できなかった場合、ボールアタッチメントを維持に使用するのではなく、それぞれをバーアタッチメントにて連結し、クリップ等にて維持力を期待することで対応する（図14）。実際、Jofreら[17)]は、2本のミニインプラントをバーアタッチメントで連結したグループとそうでないグループを比較したところ、連結したグループで有意に骨吸収が小さかったと報告している。

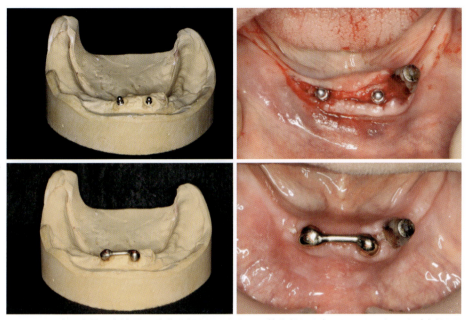

図14 82歳・女性。歯槽骨の重度吸収を認めたため、前方部に2本のミニインプラント（直径2.5mm）を埋入した。オッセオインテグレーションを確認後、鋳造バーアタッチメントにて連結している

6．高齢患者への使用

　ボールアタッチメントは、歯肉貫通部に加えてボール基部が存在するため、他のアタッチメントと比較して比較的、高径が高い特徴がある。高齢患者において最初に問題となってくるのは、加齢とともに生じる筋力の低下や手先の器用さの低下が挙げられる。とくに手先が不器用になってくると、ロケーターアタッチメントのような高径の低いアタッチメントの装着が困難になってくることがある。一方、ボールアタッチメントは、比較的、このような患者でも装着しやすいアタッチメントである。ただし、筋力の低下に伴う取り外しの困難さにも注意が必要である。

　要介護高齢者においては、ボールアタッチメントは時として凶器となり得ることがある。Visserら[18]は3名のIODを装着した要介護高齢者に関するケースレポートを報告している。そのなかで下顎前方部に設置したボールアタッチメントが下口唇を傷つけるため、最終的にはボールアタッチメントを撤去し、インプラント体をスリープさせたとしている。したがって、ボールアタッチメントの効果を最大限生かすとともに、患者のライフステージに合わせて、アタッチメントの変更も考慮する必要がある。

ボールアタッチメントの取り付け

アタッチメントの取り付け時期は、義歯調整の終了後に行うことが望ましい。これは義歯装着後、床下粘膜に咬合力が加わることにより、一定量の義歯の沈下（セトリング）が生じるからである。過去の報告によると[19]、この沈下は1週間から10日程度で落ち着くとされることから、維持パーツの義歯への取り込みもこの時期以降に行うことが望ましい。またこの理由から、実際には間接法ではなく、口腔内で直接、アタッチメントの取り付けを行うことが多い（図15、16）。さらに興味深いことにNissanら[20]は、ボールアタッチメントの取り込みにおいて、直接法と間接法による経過観察時のトラブルを比較した結果、間接法で取り付けたほうが、義歯の疼痛、維持力の修正、摩耗によるアタッチメントの取り換えが多かったとしている。

取り付け時の圧力については、推奨する明確な値はいまのところ存在しないが、Gotoら[21]は、模型実験を用いてアタッチメントの取り付け時の義歯の動揺を報告している。これによるとボールアタッチメントでは、取り付け時の圧力によって義歯の動揺にほとんど差はみられないとしたうえで、少なくとも0N以上の力で行うとともに粘膜の反発を抑制するために100Nを超えないことが望ましいとしている。

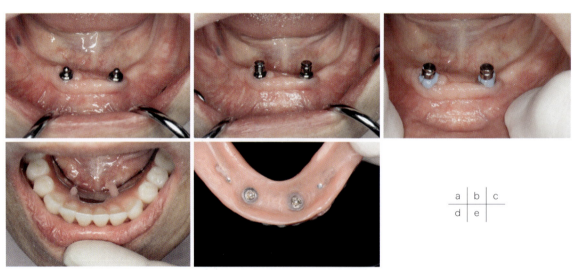

図15　ボールアタッチメントの取り付け
a：義歯装着2週間後の口腔内写真（維持パーツ装着前）
b：メタルハウジングの装着。可動性があるため慎重に装着する
c：アンダーカット部のブロックアウト。本症例では寒天を使用しているが、シリコーンやワックス水硬性セメント等でブロックアウトを行う
d：十分にリリーフした義歯粘膜面に即時重合レジンを添加し、口腔内に圧接する。圧接時間は即時重合レジンの硬化収縮が落ち着く5〜10分程度とし、圧接する圧力は手指にて軽く押さえ、左右均等に圧を加える
e：硬化後、義歯粘膜面の形態修整ならびに研磨を行う

- ☑ 義歯装着後、7〜10日以上経過後に取り込む
- ☑ 十分なブロックアウトを行う
- ☑ 即時重合レジンの硬化時間は十分確保する
- ☑ 圧接時の力は、100N（約10kg）を超えない範囲で行う

図16　維持パーツ取り付けのポイント

参考文献

1) Alsabeeha N, Atieh M, Swain MV, Payne AG : Attachment systems for mandibular single-implant overdentures : an *in vitro* retention force investigation on different designs. Int J Prosthodont, 23 (2) : 160-166, 2010.
2) Scherer MD, McGlumphy EA, Seghi RR, Campagni WV : Comparison of retention and stability of implant-retained overdentures based upon implant number and distribution. Int J Oral Maxillofac Implants, 28 (6) : 1619-1628, 2013.
3) Scherer MD, McGlumphy EA, Seghi RR, Campagni WV : Comparison of retention and stability of two implant-retained overdentures based on implant location. J Prosthet Dent, 112 (3) : 515-521, 2014.
4) Naert I, Alsaadi G, Quirynen M : Prosthetic aspects and patient satisfaction with two-implant-retained mandibular overdentures : a 10-year randomized clinical study. Int J Prosthodont, 17 (4) : 401-410, 2004.
5) Awad MA, Lund JP, Shapiro SH, Locker D, Klemetti E, Chehade A, Savard A, Feine JS : Oral health status and treatment satisfaction with mandibular implant overdentures and conventional dentures : a randomized clinical trial in a senior population. Int J Prosthodont, 16 (4) : 390-396, 2003.
6) Yang TC, Maeda Y, Gonda T, Kotecha S : Attachment systems for implant overdenture : influence of implant inclination on retentive and lateral forces. Clin Oral Implants Res, 22 (11) : 1315-1319, 2011.
7) Fromentin O, Lassauzay C, Nader SA, Feine J, de Albuquerque RF Jr. : Wear of ball attachments after 1 to 8 years of clinical use : a qualitative analysis. Int J Prosthodont, 24 (3) : 270-272, 2011.
8) Branchi R, Vangi D, Virga A, Guertin G, Fazi G : Resistance to wear of four matrices with ball attachments for implant overdentures : a fatigue study. J Prosthodont, 19 (8) : 614-619, 2010.
9) Assad AS, Abd El-Dayem MA, Badawy MM : Comparison between mainly mucosa-supported and combined mucosa-implant-supported mandibular overdentures. Implant Dent, 13 (4) : 386-394, 2004.
10) Karabuda C, Tosun T, Ermis E, Ozdemir T : Comparison of 2 retentive systems for implant-supported overdentures : soft tissue management and evaluation of patient satisfaction. J Periodontol, 73 (9) : 1067-1070, 2002.
11) Cehreli MC, Karasoy D, Kökat AM, Akça K, Eckert S : A systematic review of marginal bone loss around implants retaining or supporting overdentures. Int J Oral Maxillofac Implants, 25 (2) : 266-277, 2010.
12) Elsyad MA, Al-Mahdy YF, Fouad MM : Marginal bone loss adjacent to conventional and immediate loaded two implants supporting a ball-retained mandibular overdenture : a 3-year randomized clinical trial. Clin Oral Implants Res, 23 (4) : 496-503, 2012.
13) Närhi TO, Hevinga M, Voorsmit RA, Kalk W : Maxillary overdentures retained by splinted and unsplinted implants : a retrospective study. Int J Oral Maxillofac Implants, 16 (2) : 259-266, 2001.
14) Bulard RA, Vance JB : Multi-clinic evaluation using mini-dental implants for long-term denture stabilization : a preliminary biometric evaluation. Compend Contin Educ Dent, 26 (12) : 892-897, 2005.
15) Griffitts TM, Collins CP, Collins PC : Mini dental implants : an adjunct for retention, stability, and comfort for the edentulous patient. Oral Surg Oral Med Oral Pathol Oral Radiol Endod, 100 (5) : e81-84, 2005.
16) Allum SR, Tomlinson RA, Joshi R : The impact of loads on standard diameter, small diameter and mini implants : a comparative laboratory study. Clin Oral Implants Res, 19 (6) : 553-559, 2008.
17) Jofre J, Cendoya P, Munoz P : Effect of splinting mini-implants on marginal bone loss : a biomechanical model and clinical randomized study with mandibular overdentures. Int J Oral Maxillofac Implants, 25 (6) : 1137-1144, 2010.
18) Visser A, de Baat C, Hoeksema AR, Vissink A : Oral implants in dependent elderly persons : blessing or burden ? Gerodontology, 28 (1) : 76-80, 2011.
19) Koshihara H : Longitudinal Changes in the Occlusal Contact in Free-end Saddle Partial Dentures. The journal of the Japan Prosthodontic Society, 26 (2) : 361-377, 1982.
20) Nissan J, Oz-Ari B, Gross O, Ghelfan O, Chaushu G : Long-term prosthetic aftercare of direct vs. indirect attachment incorporation techniques to mandibular implant-supported overdenture. Clin Oral Implants Res, 22 (6) : 627-630, 2011.
21) Goto T, Nagao K, Ishida Y, Tomotake Y, Ichikawa T : Influence of matrix attachment installation load on movement and resultant forces in implant overdentures. J Prosthodont, 24 (2) : 156-163, 2015.

2　磁性アタッチメント

　国内においてはIODのみならず、天然歯への適応も含め磁性アタッチメントの使用頻度は高く、さまざまな報告からも有効なアタッチメントの一つである（**図1**）。1980年前後より補綴装置の維持として報告されてきたが、実際にはあまり普及せず、その理由として当時製作された磁性アタッチメントは、サマリウムコバルト合金製やアルミニウムコバルトニッケル合金製の磁性体を使用しており、唾液により腐食しやすく、また維持力も他のアタッチメントより低かった（2N程度）ことが挙げられる。また、これら維持力を発揮させるために磁性アタッチメント自体のサイズが大きく、加えてこれら磁性体が開磁路構造をとっており、磁場の漏洩が懸念された背景もあった（**図2**）。

　その後、レアアースの一つであるネオジム磁石が使用されるようになったことで、大きな維持力が発揮できるようになり、アタッチメントサイズもコンパクト化された。また、レーザー溶接やヨークで取り囲んだ構造（閉磁路構造）をとることで腐食リスクが減少したことも重要であり、メーカーによっては、さらに耐摩耗性を考慮するために表面をコーティング加工している。このように現在では、機械的劣化や維持力の改善がなされている。

代表的な構造（図1）

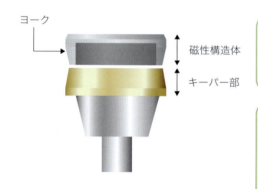

図1　磁性アタッチメントの概要

磁性構造体：義歯床内に取り込まれる磁性構造体で、現在はネオジム磁石がおもに使用されている。唾液等による腐食を防止するために、磁性構造体はステンレス鋼製のヨークに覆われており、またメーカーによってはさらに表面の耐腐食性を向上するために、窒化チタンにてコーティングされているものもある。

キーパー部：インプラント体に連結される部分で、磁性体と引き付け合うステンレス鋼（磁性ステンレス）。
キーパーそのものには磁力がなく、磁性体に近づくことによって、引き付け合う。またヨークに囲まれていることにより、閉磁路回路という磁場を外部に漏らさない構造（図2）をとっている。
キーパーならびに磁性構造体は、いくつかのメーカーより、各インプラントに適合する製品が製作されている。また、近年ではCAD/CAMを利用し、技工物として製作することも可能となっている。

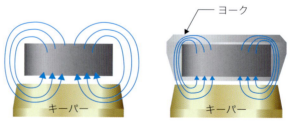

図2　開磁路構造（左）と閉磁路構造（右）

磁性アタッチメントの適応症（図3）

- ☑ 大きな維持力を必要としない症例
- ☑ インプラント体への側方力を避けたい症例
- ☑ 高齢患者など指先の力や器用さに不安がある症例

図3

特徴ならびに利点
1．維持力の特性

　磁性アタッチメントは、他のアタッチメントと比較して維持力は決して大きくないが、近年では維持力のバリエーションも大きく（550～750gf程度）、患者の満足度を十分向上させることができる。また、必要とする高径も小さく（一般的に3.1～4.3mm）[1]、IODに応用しやすいアタッチメントである。

　一方で、磁性アタッチメントはその特性からキーパーと磁性構造体が密着して初めて十分な維持力を発揮するため、義歯が回転沈下などの動きによって密着状態が維持できなくなると、維持力は大きく減衰する特徴がある（図4）。ただし、逆に距離が縮まると維持力を発揮することから、高齢患者など手先の器用さに問題がある患者においては、装着しやすいアタッチメントといえる。また、適切に装着された磁性アタッチメントは、その維持力を持続する特性を有している。Rutkunasら[3]の天然歯用の各種アタッチメント（ERAアタッチメント、ロケーターアタッチメント、OPアンカーアタッチメントおよび磁性アタッチメント）の繰り返しの着脱による維持力の変化を検証した実験において、磁性アタッチメントは2,000回着脱時においても、着脱前の98％の維持力を保持したとしている。

　磁性構造体の基本構造は平面であるが、これ以外にもさまざまな形状が製作され、症例に応じて使用することができる（図5）。たとえば、2-IODでは、臼歯部での咬合時に義歯の遠心への回転沈下が生じるが、磁性構造体が平面であると維持力の減衰が生じ、また同時にインプラント体への好ましくない側方力の負荷やキーパーの摩滅等のリスクが上昇する。そのような場合では、ドームタイプやセルフアジャストタイプの磁性構造体を使用することで、これらのリスクを軽減することが可能となる。権田ら[4]は、犬歯部に2本のインプラントを設置し、異なる2つの磁性アタッチメント（フラットタイプおよびドームタイプ）を介してインプラント体に加わる側方力を計測している。その結果、フラットタイプよりもドームタイプのほうが、インプラント体に加わる側方力が小さくなったとしている。ただし、これら回転を許容する磁性構造体は、その構造やサイズによりフラットタイプよりわずかに維持力が低いことも合わせて理解しておく必要がある。

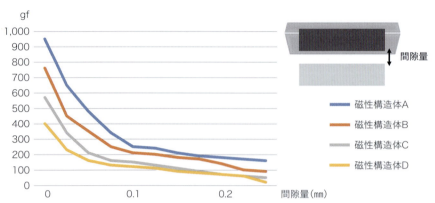

図4 キーパーと磁性構造体の垂直距離と維持力の関係(文献1より引用改変)

タイプ	フラットタイプ	SXタイプ	ドームタイプ
特徴	強力な維持力	スライド+回転機能	回転機能
外観	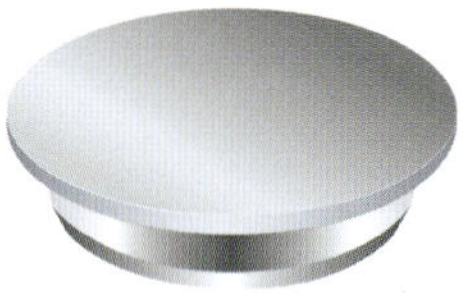	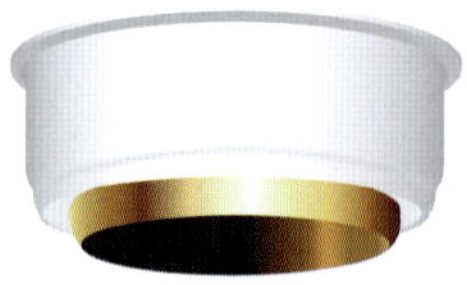	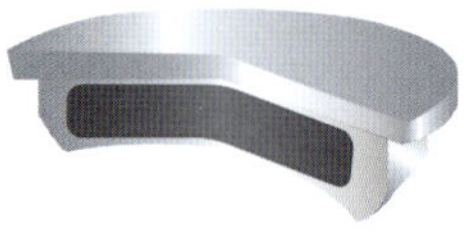
吸着面	フラット	フラット	ドーム
吸引力	750gf	550gf	600gf
漏洩磁場	0.004T	0.003T	0.003T
磁石構造体形状 材質:ヨーク;AUM20 磁石:Nd-Fe-B キャップ:POM 吸着面:TiNコーティング	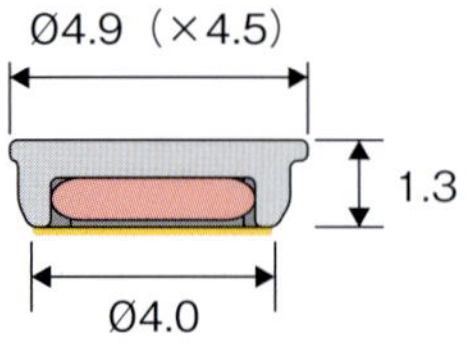 Ø4.9(×4.5), Ø4.0, 1.3	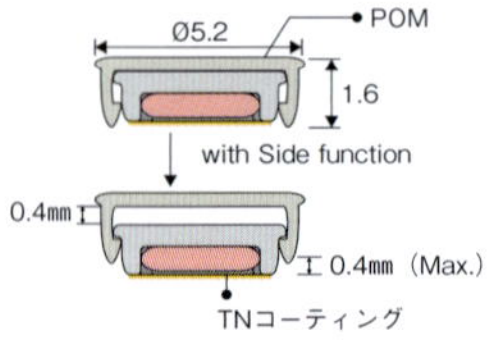 Ø5.2, 1.6, 0.4mm, 0.4mm(Max.), POM, with Side function, TiNコーティング	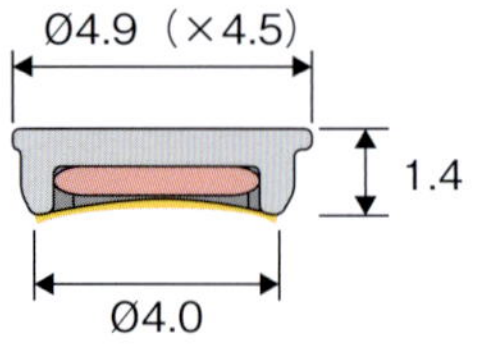 Ø4.9(×4.5), Ø4.0, 1.4

図5 さまざまな磁性構造体の形態(愛知製鋼ホームページより引用改変)

2. インプラントの配置と維持力の関係

　磁性アタッチメントの配置は、その他のアタッチメントと同様に維持力に影響を及ぼすであろうか？　Michelinakisら[5]は、模型実験にて2本のインプラントの距離と磁性アタッチメントの維持力の関係について検討している。基準となる2本のインプラント間距離は、100個の下顎全部床義歯の犬歯間の平均距離が22.88mmであったことから、16mm（犬歯側切歯間付近）、23mm、29mm（第1小臼歯付近）の3群を設定したが、結果的にはこれらで差はなかったとしている。したがって、維持力の側面からは、インプラントのポジションは大きく影響しないと考えられるが、I章でも述べたように義歯の安定性や対合、顎間関係も維持力に影響を及ぼすことを理解しておく必要がある。

　本数に関しては、有田ら[6]の上顎模型を使用した結果によると、3本以上の磁性アタッチメントの使用により安定した維持力が発揮できるとされる。ただし、本研究においても言及されているが、磁性アタッチメントの維持力の効果が最大となるのは、アタッチメントの直上であり、本数が増えることにより単純にIOD全体の維持力が増えるわけではなく、さまざまな方向への脱離力に対する抵抗性が増すことを理解する必要がある。したがって、2本の磁性アタッチメントが劣るわけではなく、患者の主訴や義歯の動きなどによっては、2-IODでも十分効果が得られることも多い。

　またWahabら[7]も、磁性アタッチメントのポジションと数が維持力に与える影響を模型実験にて検証している。その結果、垂直方向への維持力はアタッチメントの数の増加に伴い大きくなる一方で、側方あるいは後方への維持力は、6本設置した場合のみ有意な差がみられたとしている。費用対効果、手術侵襲等を考慮すると6本は非現実的であると考えられ、大きな維持力を期待するのであれば、他のアタッチメントの使用を考慮すべきである。

3. 磁性アタッチメントを装着した患者の満足度は？

　Cerutiら[8]は、磁性アタッチメントを用いた2-IOD患者の満足度をVAS（Visual Analog Scale）にて評価している。興味深いこととして対象患者には、すでにボールあるいはバーアタッチメント経験者も含まれており、磁性アタッチメントを装着（交換）後、その満足度が向上したとしている。磁性アタッチメントは側方力や回転に対して抵抗力をもたないことから、全体的な維持力が低いとされ、多くの報告においても他のアタッチメントが好まれる傾向にあるが、磁性アタッチメントがIODのアタッチメントとして必ずしも劣っているとはいえないことが理解できる。

　また、下顎1-IODにおいても磁性アタッチメントは有効であり、Groverら[9]は、下顎骨が重度に吸収した患者に対して、下顎1-IOD（正中部）を適応したところ、OHIPを用いた口腔関連QOLの向上が認められ、ピーナッツを用いた咀嚼能率も改善されたとしている。したがって、磁性アタッチメントを適切に使用することにより、患者満足度を大きく向上させることは可能と考えられる。

4. ミニインプラントと磁性アタッチメント

　骨幅が狭く通常のインプラントが使用できない場合、ミニインプラントが使用されることがあるが、強度等の側面から多くのミニインプラントにワンピース構造がとられていた。しかしながら近年、インプラント体の強度の向上を背景に、2ピース構造タイプのミニインプラントが製作され、磁性アタッチメントの応用も可能となってきた（図6）。これにより磁性アタッチメントの適応は拡大されるとともに、患者の全身状況の変化、とくに要介護者への対応時に、従来まで不可能であった維持部の取り外しが可能となっている。

5. 磁性アタッチメントを使用した即時荷重

　これまでIODにおいてさまざまなアタッチメントを使用した即時荷重が報告され、良好な経過が認められているが、磁性アタッチメントの使用も有効な手段となる。Satoら[10]は、下顎無歯顎患者に対して磁性アタッチメントを用いた即時荷重を行い、良好な結果が得られたと報告している。Elsyadら[11]も同様に磁性アタッチメントを使用した即時荷重について良好な経過を報告しているが、磁性アタッチメントは前述したとおり、インプラント体に側方力を与えない利点があり、即時荷重法に適していると考えられる。

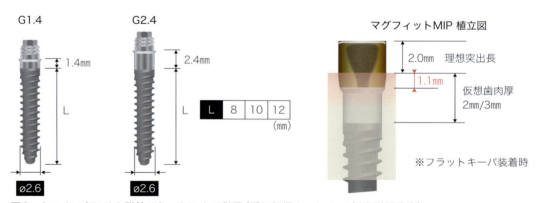

図6　ミニインプラントと磁性アタッチメントの併用（愛知製鋼ホームページより引用改変）

注意すべき点

1．磁性構造体がずれることにより維持力が低下する

磁性アタッチメントは、キーパーに磁性構造体が密接に接触して、初めて良好な維持力を発揮する。図4で示したようにキーパーと磁性構造体との間に間隙が生じることにより維持力が低下する。おもな原因としては、装着時に使用する即時重合レジンの過填入や十分な重合が達成される前に義歯を口腔内から取り外すことや、即時重合レジン自体の重合収縮が挙げられる。

また、垂直的なずれ以外に、水平的なずれによっても維持力が低下することがわかっている（図7）。この原因としては、上記の理由に加え、義歯粘膜面のリリーフの不足によっても生じる。すなわち、他のアタッチメントでは維持部が水平的に把持されているため、リリーフが不足している場合には、義歯が本来の位置に戻らないなど装着前に気がつくことが多い。その一方で、このような把持力がない磁性構造体は容易に水平的に位置がずれ、気づかぬまま義歯に取り込むことがある。したがって、義歯に固定する前に着脱を繰り返し、磁性構造体がずれないことを十分に確認することが望ましい。いずれにしても、これら磁性構造体のずれはほぼすべてが術者のテクニカルエラーであり、十分な配慮によって防止することができる。

2．アタッチメントの経年変化

磁性アタッチメントは平面接触であるため、義歯の回転や沈下によりキーパーの辺縁が摩耗することがある（図8）。表面のコーティングやヨーク部の軽度の摩耗であれば、維持力の低下を認めることは少ないが、摩耗が進み磁性構造体の腐食が生じると維持力の低下が生じる。磁性アタッチメントに限ることではないが、経過観察時に義歯調整を十分に行い、必要によって裏層を行うことが重要である。また、ドームタイプやセルフアジャストタイプなど回転を許容する磁性アタッチメントへの交換により、対応することも可能である。

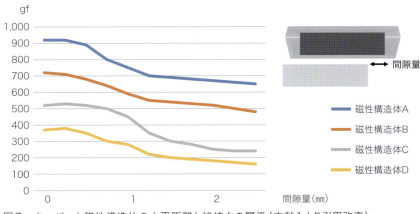

図7　キーパーと磁性構造体の水平距離と維持力の関係（文献1より引用改変）

3. 周囲軟組織の経年変化

　磁性アタッチメントは粘膜貫通部からキーパー上面にかけて円柱構造をとっているため、インプラント体の植立方向によっては、アンダーカット部が生じ、プラークや歯石の付着を認めることがある（図9）。

　一方で、Cristacheら[12]は69名の下顎2-IOD患者（犬歯相当部に2本）に対して、ボールアタッチメント、磁性アタッチメントならびにロケーターアタッチメントの3群にランダムに振り分け、5年間における治療費用、メインテナンスおよび問題事象について評価している。その結果、磁性アタッチメントは、初期費用が他のアタッチメントと比較し高かったが、メインテナンスの頻度が一番少なく、また補綴装置自体の成功率が最も高かったとしていることから、他のアタッチメントと比較して清掃性が決して低いわけではない。

4. 上顎に対する適応

　これまで報告されているように、他の非連結型のアタッチメント同様、上顎での磁性アタッチメントの使用は、強くは推奨されない。実際これまで、磁性アタッチメントを使用した上顎IODに関する論文報告は少ないのが実情である。しかしながら、国内の多数の症例報告において良好な経過が示されていることも事実である。この理由として、磁性アタッチメントがインプラント体に側方力を加えにくい特性を有していることが考えられる。

　また、上顎IODにおいてはバーアタッチメントの補助として使用することがある。ロケー

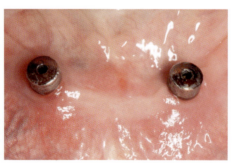

図8　75歳・女性。磁性アタッチメントを使用した下顎2-IOD症例。現在、経過は良好で維持力の低下等の問題は生じていないが、キーパーに摩耗を認める（装着後8年経過）

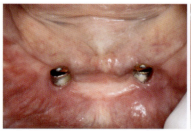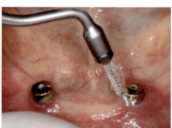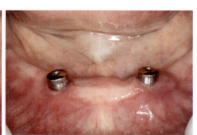

図9　図8と同患者。キーパー周囲にバイオフィルムならびに歯石の付着を認める。プロフェッショナルケアとして超音波ブラシによる清掃を行うとともに、セルフケアに関する指導を十分に行う

ターアタッチメントやボールアタッチメントとバーアタッチメントのコンビネーションも当然可能であるが、磁性アタッチメントの場合では、磁性構造体をバーアタッチメントに組み込むことで、必要となるスペースが比較的小さく効果的である（図10）。

5．MRI撮影時の注意点

磁気共鳴画像診断（MRI）を義歯を装着した状態で行うと、画像上にアーチファクトが生じ、診断に支障があることが報告されている。また同時に、撮影時の強力な磁場によって磁性構造体の内部磁場が低下することになるため、必ず外して撮影する必要がある。キーパー自身は磁性体ではないが、装着して撮影すると磁性構造体同様、撮影画像が乱れるため、可能であれば外すことが望ましいと考えられる。

一方で、Laurellら[13]の磁性アタッチメントのアーチファクトに関する報告によると、市販されている8種類のマグネットのアーチファクトは160～280mmに収まり、口腔領域の診断以外に影響は少ないとしている。加えて当時の磁性構造体は開磁路構造であり、現在の閉磁路構造をとった磁性構造体ではさらにアーチファクトは小さくなると考えられる。また、Gegauffら[14]の強磁場における磁性構造体への脱離作用に関する研究において、その脱離力は0.24N程度としており、キーパーが緩んでいないかぎり脱離することはない。

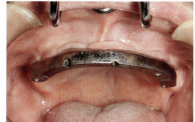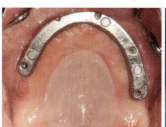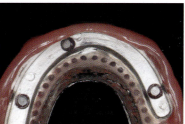

図10　80歳・男性。上顎5本支台のバーアタッチメントを装着している。維持力の獲得に磁性アタッチメントを3つ装着している

磁性アタッチメントの取り付け

フラットタイプならびにドームタイプの磁性アタッチメントの取り付けは、その他の非連結型のアタッチメントと同様であるので、他項を参照されたい。ここでは回転を許容するセルフアジャストタイプの磁性アタッチメントの装着手順を紹介する（**図11**）。

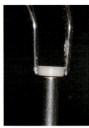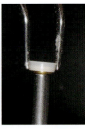 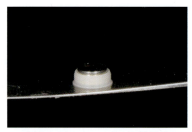

a、b：セルフアジャストタイプの磁性アタッチメントは垂直的に0.4mmの可動性を有している

c：専用のメタルスペーサーを装着することにより、0.4mm分の可動域を確保する

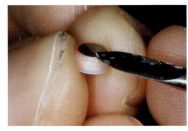 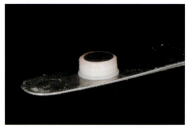

d：メタルスペーサーが動かないようにパラフィンワックスにて全周を固定する

e：余剰ワックスを除去した状態

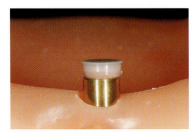 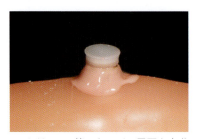

f：口腔内のキーパーに磁性構造体を装着する

g：シリコーン等でキーパー周囲を十分にリリーフする

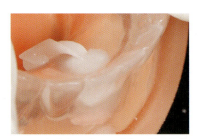 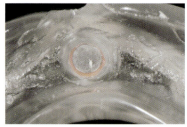 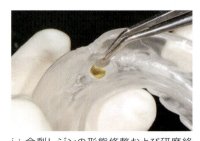

h：即時重合レジンを遁路を設けた義歯粘膜面に填入し、圧接する。ここでは模型デモのためクリアタイプの即時重合レジンを使用している

i：即時重合レジン硬化後の義歯粘膜面

j：余剰レジンの形態修整および研磨終了後にメタルスペーサーを除去する

図11　セルフアジャストタイプの磁性アタッチメントの取り付け（模型デモ）

参考文献

1) 前田芳信, 権田知也, 松田伸介：磁性アタッチメントのDos！&Don'ts！－最大の効果を引き出す理論とテクニックー. クインテッセンス出版, 東京, 2010.
2) 藍 稔, 平沼謙二：磁性アタッチメントの臨床応用－国際シンポジウム抄録版. クインテッセンス出版, 東京, 2000.
3) Rutkunas V, Mizutani H, Takahashi H：Evaluation of stable retentive properties of overdenture attachments. Stomatologija, 7(4)：115-120, 2005.
4) 権田知也, 楊 宗傑, 高橋利士, 和田誠大, 前田芳信：インプラントオーバーデンチャー用維持装置の機能特性 磁性アタッチメント, アンカーならびにスタッドタイプアタッチメントの比較. 日本口腔インプラント学会誌, 22(1)：15-20, 2009.
5) Michelinakis G, Barclay CW, Smith PW：The influence of interimplant distance and attachment type on the retention characteristics of mandibular overdentures on 2 implants：initial retention values. Int J Prosthodont, 19(5)：507-512, 2006.
6) 有田正博, 竹屋克昭, 鱒見進一, 千草隆治, 守川雅男：磁性アタッチメントを応用した義歯の維持力に関する実験的研究. 日本補綴歯科学会誌, 38(2)：284-290, 1994.
7) Wahab LA, Sadig W：The effect of location and number of endosseous implants on retention and stability of magnetically retained mandibular overdentures：an *in vitro* study. Int J Prosthodont, 21(6)：511-513, 2008.
8) Ceruti P, Bryant SR, Lee JH, MacEntee MI：Magnet-retained implant-supported overdentures：review and 1-year clinical report. J Can Dent Assoc, 76：a52, 2010.
9) Grover M, Vaidyanathan AK, Veeravalli PT：OHRQoL, masticatory performance and crestal bone loss with single-implant, magnet-retained mandibular overdentures with conventional and shortened dental arch. Clin Oral Implants Res, 25(5)：580-586, 2014.
10) Sato D, Kanazawa M, Kim YK, Yokoyama S, Omura Y, Ozeki M, Minakuchi S, Kasugai S, Baba K：Immediate loading of two freestanding implants placed by computer-guided flapless surgery supporting a mandibular overdenture with magnetic attachments. J Prosthodont Res, 60(1)：54-62, 2016.
11) Elsyad MA, Mahanna FF, Elshahat MA, Elshoukouki AH：Locators versus magnetic attachment effect on peri-implant tissue health of immediate loaded two implants retaining a mandibular overdenture：a 1-year randomised trial. J Oral Rehabil, 43(4)：297-305, 2016.
12) Cristache CM, Muntianu LA, Burlibasa M, Didilescu AC：Five-year clinical trial using three attachment systems for implant overdentures. Clin Oral Implants Res, 25(2)：e171-178, 2014.
13) Laurell KA, Gegauff AG, Rosenstiel SF：Magnetic resonance image degradation from prosthetic magnet keepers. J Prosthet Dent, 62(3)：344-348, 1989.
14) Gegauff AG, Laurell KA, Thavendrarajah A, Rosenstiel SF：A potential MRI hazard：forces on dental magnet keepers. J Oral Rehabil, 17(5)：403-410, 1990.

3　ロケーターアタッチメント

　Zest Ancker社が提供するアタッチメントで、高径が他のアタッチメントと比較して低く、結果として義歯床内に容易に取り込めること、維持力のバリエーションが多いなどの特徴から、近年、論文報告を含め使用頻度の高いアタッチメントである。

　Kronstromら[1)]は、International College of Prosthodontistsに所属する補綴専門医に下顎無歯顎患者へのインプラント治療に関するアンケート調査を行い、33ヵ国、104名から得た回答を報告している。その結果、多くの回答者はIODを下顎無歯顎患者に対する治療オプションとしており、大半は2-IODを選択していた（84％）。そして、IODを適応する際に使用するアタッチメントに関しては、ロケーターアタッチメントの割合が高かった（70.4％）。これからもロケーターアタッチメントの使用頻度が高いことがうかがえる（表1〜3）。

表1　アンケートに回答した補綴専門医

アジア	31
アフリカ	1
ヨーロッパ	37
オセアニア	14
北米	20
南米	1

表2　下顎無歯顎患者にIODを選択する理由

費用	88 (82.2%)
利用できる骨量	48 (44.9%)
顎間関係	17 (15.9%)
審美性	18 (16.8%)
患者の主訴が維持力のみであること	45 (42.1%)
口腔乾燥	3 (2.8%)
全身疾患	15 (14.9%)
骨造成の回避	25 (23.4%)
その他	15 (14%)

表3　使用するアタッチメント

バーアタッチメント＋クリップ	25 (23.1%)
バーアタッチメント＋ロケーター	16 (14.8%)
バーアタッチメント＋CEKA	1 (0.9%)
バーアタッチメント＋ERA	4 (3.7%)
バーアタッチメント＋その他	3 (2.8%)
ボールアタッチメント	28 (25.9%)
ダブルクラウン	3 (2.8%)
ロケーターアタッチメント	76 (70.4%)
磁性アタッチメント	5 (4.6%)
その他の単独アタッチメント	3 (2.8%)

表1〜3は文献1より引用改変

各種アタッチメントの特徴

具体的な構造（図1）

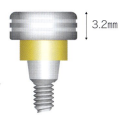

ハウジング部：義歯床内に取り込まれる金属製ハウジング。内側にナイロン製のリプレイスメントメイルを装着する。

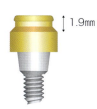

アタッチメント部：維持力を発揮する部位は1.9mmと高径が低く抑えられており、クリアランスの少ない症例においても、義歯床内に取り込みやすい。

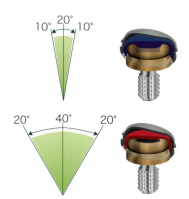

リプレイスメントメイル：最小で0.0kg、最大で2.27kgとバリエーションが多く、専用のメイルを使用することで最大40°の角度を許容する。

■ インプラント間の角度は最大10°

色	維持力
ブルー	0.68kg
ピンク	1.36kg
クリア	2.27kg

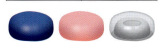

■ インプラント間の角度は最大10°〜20°

色	維持力
グレー	0.0kg
レッド	0.45kg
オレンジ	0.91kg
グリーン	1.82kg

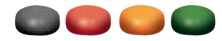

図1　ロケーターアタッチメントの概要

ロケーターアタッチメントの適応症（図2）

- ☑ 強固な維持力を求めたい場合
- ☑ 個々のインプラントに平行性が確保できない場合
- ☑ アタッチメント部の高径を低くしたい場合

図2

特徴ならびに利点

1. 維持力の特性

ロケーターアタッチメントは、窒化処理されたチタン合金製アバットメントの高径のバリエーションが1〜6mmと豊富であり、またナイロン製の維持部（リプレイスメントメイル）についても、維持力が最小のもの（カタログ表記で0.0kg）から最大2.27kgと同じくさまざまなバリエーションを有している。また、専用のリプレイスメントメイルを使用することにより、インプラント間の角度が最大40°まで許容でき、維持力も長期に保ち続けられるとされている。維持力の発現としては、アバットメント上部ならびに内方に付与されたアンダーカット部をリプレイスメントメイルが摑み込むことにより発揮される。さらに、内方部にメイル部分が接触しながら嵌合することにより、義歯の着脱を容易にしている（セルフアライメント機構：**図3**）。

2. インプラントの本数／配置と維持力の関係

Schererら[2, 3]は、模型実験にてロケーターアタッチメントの本数、配置と維持力の関係、また2-IODとした際の配置と維持力の関係を報告している（実験の詳細はP.28、図5、P.29、図6参照）。その結果、アタッチメント本数の増加とともに維持力が増加し、4本支台の場合では、前方あるいは後方への配置にかかわらず、60Nを超える維持力が発揮されている。Ⅰ章でも述べたように、患者の要望等にもよるが、効果が得られる維持力は10〜20N程度との報告もあることから、必ずしも高い維持力が必要ではなく、後方部はヒーリングアバットメントにて支持のみを期待することも少なくない（**図4**）。

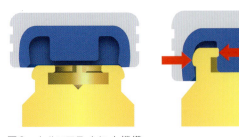

図3　セルフアライメント機構

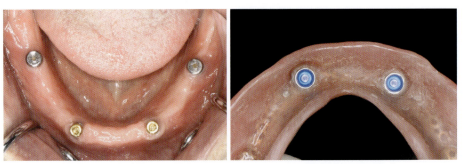

図4　4-IOD症例。十分な維持力が得られるため、前方部2本のみロケーターアタッチメントを装着し、後方部はヒーリングアバットメントにより支持を得る設計としている

また、2-IODにおいてはボールアタッチメントと比較し、犬歯相当部と小臼歯相当部で垂直方向への維持力の特性に大きな変化はみられなかったとしている。加えて、側方方向への維持力においては、後方部で維持力の低下が認められることから、犬歯相当部に代表される前方部への配置が好ましいと考えられる。

3．ロケーターアタッチメントを装着した患者の満足度は？

　Chengら[4]は、下顎正中部に埋入された1本のインプラントを支台とするIODにおいて、ロケーターアタッチメントおよび磁性アタッチメントを使用した際の患者満足度ならびに咀嚼能力を評価している。その結果、どちらのアタッチメントを使用しても、術前と比較して維持力ならびに咀嚼能力が大きく向上するとともに、快適性、発音などの患者満足度も高く、両者のアタッチメントに差はなかったとしている。ただし、多くの患者は最終的にロケーターアタッチメントを支持し、ロケーターアタッチメントの有効性を報告している。これは、磁性アタッチメントと比較してロケーターアタッチメントのほうが、維持力が大きいことが影響していると考えられる。

　また、Fernandez-Estevanら[5]は、2-IOD患者の患者満足度をOHIP-20にて検討している。その結果、ロケーターアタッチメントの使用は有効であるとしている。さらに、Karbachら[6]は、2本あるいは4本のインプラントにロケーターアタッチメントを使用した際の口腔関連QOLについて前向きランダム化比較試験にて評価を行っている。その結果、どちらの患者もQOLの向上が認められたとしたうえで、4本の使用は、2本の場合よりも有意に効果が高いとしている。

　同じくTroeltzschら[7]は、上下顎に4-IODを適応し、ロケーターアタッチメントを装着した患者33例について報告しているが、ともに満足度が高かったとしている。

　IODを適応する患者の多くは、維持力に問題を抱えていることが多く、維持力が大きく期待できるロケーターアタッチメントは、患者の満足度を向上させることができる優れたアタッチメントの一つである。

COLUMN 1

ミニインプラントとロケーターアタッチメント

LODIシステム（Locator® Overdenture Implant System）

　LODIシステムは、ナローインプラント（直径2.4mm/2.9mm）にロケーターアタッチメントを装着することで、骨幅の狭い症例に対しても低侵襲で予知性の高いIODが達成できることを特徴としている。ミニインプラントの多くはボールアタッチメントを付与したワンピース構造であることが多く、本システムは、2ピース構造であるためさまざまな対応が可能である。国内では、ジンマー・バイオメット・デンタルならびに白鵬より販売されている。

LODIシステムの特徴

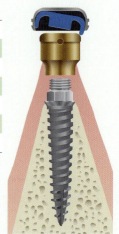

トータルの高径	4.85mm〜
許容できる角度	インプラント間で最大40°
維持機構	ピボッティングテクノロジー[※1]
維持力のバリエーション	0.0〜2.26kg
アタッチメントの高径	2.5mm / 4mmが標準　別売で3、5、6mm[※2]
インプラント体の組成	チタン合金
インプラント体のサイズ	直径2.4mm / 2.9mm　長径10、12、14mm

※1　ナイロン製インサートがメタルハウジング内で動く（ピボット運動）ことにより、咬合時などでの義歯の動きを許容し、適正な維持力を持続させる。
※2　日本国内では、アタッチメントの高径は2.5mmおよび4mmのみ。

Zest Anchors社ホームページより引用改変

COLUMN 2

LOCATOR R-Tx™

LOCATOR R-Tx™の特徴

アバットメント

　組成が炭窒化チタンおよび窒化チタンの多層構造体で、従来のアバットメントと比較し、強度が30％向上、耐摩耗性が25％向上、表面粗さが65％減少している。
　義歯側に向けてテーパー形状を有しているので、義歯形態に合わせやすく、また装着も容易にする配慮がなされている。

メタルハウジング

　ナイロン製インサートが回転（ピボット運動）することにより、インサートのダメージを減少させるとともに、30°まで角度を許容することにより、2-IODであれば最大60°の角度許容性を有している。
　外側のグルーブが深く、義歯への強固な取り付けが可能であり、またピンク色を付与することで、取り込み後の義歯のディスカラーションを防ぐことができる。

　現在のところ、国内未承認であるため使用できないが、症例報告から従来のロケーターアタッチメント同様、良好な結果が得られるとされる。

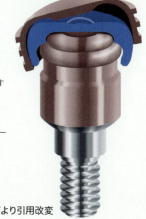

Zest Anchors社ホームページより引用改変

注意すべき点

1．ロケーターアタッチメントの角度許容性

ロケーターアタッチメントは専用のリテンションインサートを使用することにより、最大40°の角度許容性を有しているとされている。実際Yangら[8]も、模型実験にて垂直方向から15°、30°ならびに45°傾斜させた状態で、ロケーターアタッチメントの維持力（リプレイスメントメイル；ブルー、0.68kg）を測定している。その結果、最大30°までは維持力が保ち続けられたとしている。この実験は、1本のロケーターアタッチメントにおける結果であることから、Zest Anchors社が紹介しているように2本のインプラントで最大40°まで許容できることと一致する。しかしながら、インプラント体に加わる側方力については、15°までは変化がないものの、それ以上の角度では側方力が増加したとしている。したがって、過度に傾斜したインプラント体にロケーターアタッチメントを装着することは決して好ましいとはいえない（**図5**）。

2．リプレイスメントメイルおよびアタッチメントの経年変化

リプレイスメントメイルはナイロン樹脂で製作されており、比較的耐久性に優れる。Stephensら[9]は、模型実験にて角度の異なる2つのロケーターアタッチメント（リプレイスメントメイル；ブルー）を用いて、3～5年間を想定した5,500回の着脱による維持力の変化を報告している。その結果、装着直後は10°傾斜させた場合が、平行あるいは20°傾斜させたものより維持力が大きかったとしている。しかしながら、5,500回の着脱後には維持力の低下は認められるものの、すべてのグループで差はなくなり、リプレイスメントメイル部の電子顕微鏡観察においても類似した摩滅が認められたとし、角度は維持力に影響を及ぼさないとしている。

一方で、Rabbaniら[10]は、同様に模型実験にて最大2,500回の着脱（18ヵ月を想定）における維持力の変化を確認しているが、アタッチメントを傾斜させた場合、最大74.1％の維持力が低下し、顕微鏡画像においても傾斜しているグループはリプレイスメントメイ

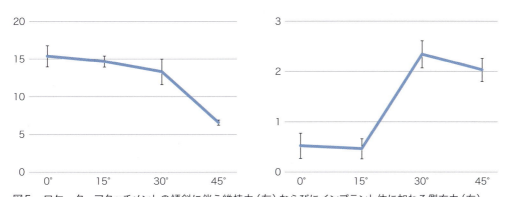

図5　ロケーターアタッチメントの傾斜に伴う維持力（左）ならびにインプラント体に加わる側方力（右）
（文献8より引用改変）

ル部に変形が認められたとしている（図6）。

　ただしこれらの実験結果は、模型実験によるもので、正確に着脱したうえでの結果と認識する必要がある。実際の症例においては、患者は着脱時に義歯をこじるような操作をすることがあり、これらの結果よりも早期にリプレイスメントメイルの摩滅を経験することも少なくない。とくにアタッチメント装着直後は、特徴である高径の低さが義歯の着脱をより難しくする側面があることも理解すべきである。

　ロケーターアタッチメント自体の経年変化に関する報告は少なく、実際に大きな問題は生じにくいと考えられる。ただしVereら[11]は、55名の上下顎IODに装着したロケーターアタッチメントの3年間におけるメインテナンスについて報告しているが、下顎IODにおいてロケーターアタッチメントの破折を1例経験したと報告している。また、長期にわたる無理な着脱や義歯非装着時における対合歯との接触などで、ロケーターアタッチメントの摩耗が生じることもある（図7）。

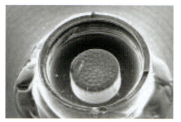 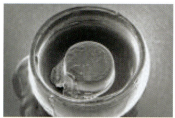 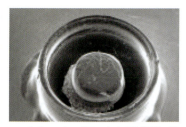

a：インプラント同士が平行。メイル部に顕著な摩滅は認められない

b：1本のみ10°傾斜。画像は傾斜側のメイル部の拡大写真。中央部の摩滅が認められる

c：2本のインプラントを5°傾斜。同じく中央部に摩滅が認められる

図6　インプラントの傾斜とリプレイスメントメイルの摩滅（文献10より引用）

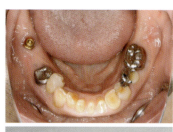
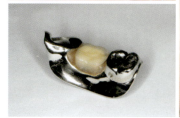
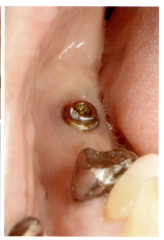

図7　下顎右側最遠心部にロケーターアタッチメントを支台とし、部分床義歯を装着している79歳・男性（左）。義歯の使用に問題はないが、非装着時のパラファンクションにより一部破損している（右）

3. 周囲組織の経年変化

　Zouら[12]は、テレスコープタイプアタッチメント、バーアタッチメントならびにロケーターアタッチメントを装着した上顎IOD患者30名において3年間の前向き調査を行っている。その結果、インプラントの喪失はなく、骨吸収量にも有意差はなかったとし、そのなかでもロケーターアタッチメントを装着した患者においては、プラークや歯石の付着、BOPが少なかったことを報告している。またKilicら[13]は、バーアタッチメントおよびロケーターアタッチメントを装着したIOD患者において、義歯性口内炎の原因となり得るカンジダ菌を測定し、比較している。その結果、バーアタッチメント群では、81.3％の患者においてカンジダ菌が同定されたが、ロケーターアタッチメントを装着した患者では38.1％と低く、実際に義歯性口内炎の発症も低かったとしている。

　これらよりロケーターアタッチメントは、他のアタッチメントと比較し清掃性が高いことがうかがえる。ただし、IODの装着そのものがインプラント周囲炎のリスクファクターとの報告もあり[14]、アタッチメント周囲の清掃性の確保や清掃指導が重要である（図8）。

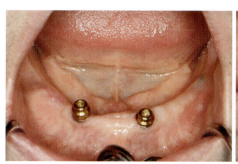 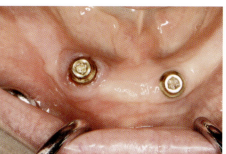

図8　61歳・女性。ロケーターアタッチメントを用いた2-IODを装着した（左）。経過は良好であったが、8年経過時にアタッチメント周囲の歯肉の腫脹を認めた（右）。X線所見よりわずかな骨吸収が存在し、軽度のインプラント周囲炎を発症している

4. 上顎に対する適応

他のアタッチメント同様、上顎IODではインプラント同士を連結することが望ましい。一方、Wangら[15]は、26名の患者に対してロケーターアタッチメントを用いた上顎IODに関して報告しているが、生存率が95.2％と高く、周囲組織の健康状態も良好であったことから、有用な治療オプションであるとしている。ただし、問題はなかったとしている最大6年経過時のインプラント周囲骨の平均吸収量は、1.7mm±1.1mmと決して少なくなく、長期的な観察が待たれる（図9）。

5. ロケーターアタッチメントを用いた即時荷重

下顎IODの即時荷重に関する報告も近年増加しており、そのなかでもロケーターアタッチメントが使用されることが多い。Schincagliaら[16]は、ロケーターアタッチメントを用いた2-IODを計画している患者30名について、ランダムに即時荷重群と通常荷重群の2群に分け、1年間の経過観察を行っている。その結果、それぞれの生存率は、93％と100％であったが、周囲骨の吸収は即時荷重群のほうが有意に少なかったとしている。

一方で、Elsyadら[17]も同様に2-IODの即時荷重について報告しているが、即時荷重群のほうが通常荷重群よりも垂直的な骨吸収量が大きかったと報告しており、相反する結果となっている。その他多くの報告では、ケースレポートがあり、重度の骨吸収は認められていないが、一定量の初期固定が得られる症例であれば適応は可能であると考えられる。

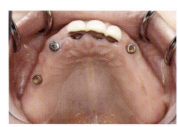
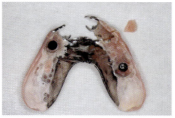

a：初診時の口腔内写真ならびに上顎IOD

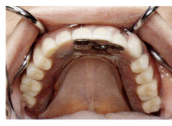
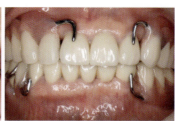
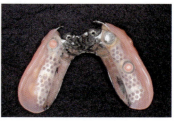

b：再製した金属床義歯。義歯破折以外に大きな問題がなかったが、連結していないため予後に不安が残る

図9　初診時、72歳・女性。他院でロケーターアタッチメントを用いたIODを装着するも度重なる義歯破折にて来院

ロケーターアタッチメントの取り付け

他の非連結タイプのアタッチメント同様、取り付け時期については、セトリングを十分に待ってから装着することが望ましい。間接法にて取り付ける場合は、専用の印象キャップを使用して行う。また、口腔内での取り付け時の圧力も100Nを超えない範囲で設定することが推奨されている[18]（**図10～12**）。

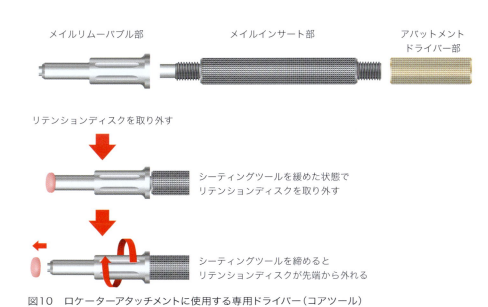

図10　ロケーターアタッチメントに使用する専用ドライバー（コアツール）

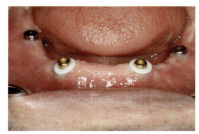

a：ロケーターアタッチメントにブロックアウトスペーサーを装着する
図11　メタルキャップの取り付け

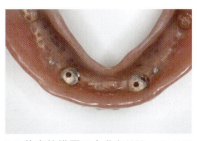

b：義歯粘膜面の十分なリリーフ。この後、通路を作製する

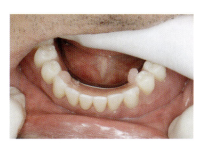

c：即時重合レジンを義歯粘膜面に盛り、口腔内に圧接する

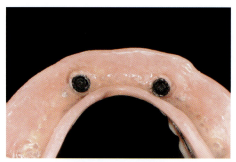

a：口腔内より義歯を撤去した直後

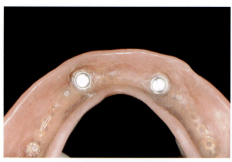

b：ブラックプロセシングメイルを除去

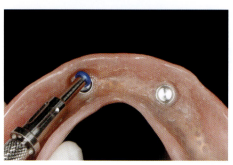

c：コアツールを使用してプロセシングメイルを装着する

図12　維持パーツの取り付け

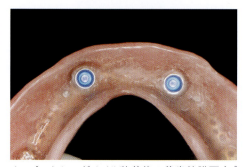

d：プロセシングメイル装着後の義歯粘膜面（ブルー；維持力0.68kg）

参考文献

1) Kronstrom M, Carlsson GE : An International Survey among Prosthodontists of the Use of Mandibular Implant-Supported Dental Prostheses. J Prosthodont, 2017 Mar 17. Epub ahead of print.
2) Scherer MD, McGlumphy EA, Seghi RR, Campagni WV : Comparison of retention and stability of implant-retained overdentures based upon implant number and distribution. Int J Oral Maxillofac Implants, 28(6) : 1619-1628, 2013.
3) Scherer MD, McGlumphy EA, Seghi RR, Campagni WV : Comparison of retention and stability of two implant-retained overdentures based on implant location. J Prosthet Dent, 112(3) : 515-521, 2014.
4) Cheng T, Sun G, Huo J, He X, Wang Y, Ren YF : Patient satisfaction and masticatory efficiency of single implant-retained mandibular overdentures using the stud and magnetic attachments. J Dent, 40(11) : 1018-1023, 2012.
5) Fernandez-Estevan L, Montero J, Selva Otaolaurruchi EJ, Sola Ruiz F : Patient-centered and clinical outcomes of mandibular overdentures retained with the locator system : A prospective observational study. J Prosthet Dent, 117(3) : 367-372, 2017.
6) Karbach J, Hartmann S, Jahn-Eimermacher A, Wagner W : Oral Health-Related Quality of Life in Edentulous Patients with Two- vs Four-Locator-Retained Mandibular Overdentures : A Prospective, Randomized, Crossover Study. Int J Oral Maxillofac Implants, 30(5) : 1143-1148, 2015.
7) Troeltzsch M, Troeltzsch V, Brodine AH, Frankenberger R, Messlinger K, Troeltzsch M : Clinical performance and peri-implant parameters of 132 implants supporting locator-retained overdentures : a case series of 33 patients. Int J Oral Maxillofac Implants, 28(4) : 1132-1139, 2013.
8) Yang TC, Maeda Y, Gonda T, Kotecha S : Attachment systems for implant overdenture : influence of implant inclination on retentive and lateral forces. Clin Oral Implants Res, 22(11) : 1315-1319, 2011.
9) Stephens GJ, di Vitale N, O'Sullivan E, McDonald A : The influence of interimplant divergence on the retention characteristics of locator attachments, a laboratory study. J Prosthodont, 23(6) : 467-475, 2014.
10) Rabbani S, Juszczyk AS, Clark RK, Radford DR : Investigation of retentive force reduction and wear of the locator attachment system with different implant angulations. Int J Oral Maxillofac Implants, 30(3) : 556-563, 2015.
11) Vere J, Hall D, Patel R, Wragg P : Prosthodontic maintenance requirements of implant-retained overdentures using the locator attachment system. Int J Prosthodont, 25(4) : 392-394, 2012.
12) Zou D, Wu Y, Huang W, Wang F, Wang S, Zhang Z, Zhang Z. A 3-year prospective clinical study of telescopic crown, bar, and locator attachments for removable four implant-supported maxillary overdentures. Int J Prosthodont, 26(6) : 566-573, 2013.
13) Kilic K, Koc AN, Tekinsen FF, Yildiz P, Kilic D, Zararsiz G, Kilic E : Assessment of Candida species colonization and denture-related stomatitis in bar- and locator-retained overdentures. J Oral Implantol, 40(5) : 549-556, 2014.
14) Marrone A, Lasserre J, Bercy P, Brecx MC : Prevalence and risk factors for peri-implant disease in Belgian adults. Clin Oral Implants Res, 24(8) : 934-940, 2013.
15) Wang F, Monje A, Huang W, Zhang Z, Wang G, Wu Y : Maxillary Four Implant-retained Overdentures via Locator(R) Attachment : Intermediate-term Results from a Retrospective Study. Clin Implant Dent Relat Res, 18(3) : 571-579, 2016.
16) Schincaglia GP, Rubin S, Thacker S, Dhingra A, Trombelli L, Ioannidou E. Marginal Bone Response Around Immediate- and Delayed-Loading Implants Supporting a Locator-Retained Mandibular Overdenture : A Randomized Controlled Study. Int J Oral Maxillofac Implants, 31(2) : 448-458, 2016.
17) Elsyad MA, Elsaih EA, Khairallah AS : Marginal bone resorption around immediate and delayed loaded implants supporting a locator-retained mandibular overdenture. A 1-year randomised controlled trial. J Oral Rehabil, 41(8) : 608-618, 2014.
18) Goto T, Nagao K, Ishida Y, Tomotake Y, Ichikawa T : Influence of matrix attachment installation load on movement and resultant forces in implant overdentures. J Prosthodont, 24(2) : 156-163, 2015.

4　バーアタッチメント

　バーアタッチメントは上下顎を問わず適応され、専用の維持部がバーアタッチメントを把持することによって、比較的大きな維持力を発揮する。とくに上顎IODにおいては、骨質の関係からバーアタッチメントによる連結が推奨されており、他のアタッチメントよりもインプラント体の生存率が高いことが報告されている。鋳造にて製作され、基本的にはほぼすべてのインプラントメーカーで製作可能であり、また近年ではCAD/CAMシステムを利用して製作することも可能である。

代表的な構造　（図1）

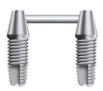

● ラウンドタイプ
◗ 楕円（Ovoid）タイプ
■ 方形タイプ
♠ ハーダータイプ

さまざまな断面形状

> 維　持　部：バーアタッチメントの断面形状に合わせて、プラスチック製あるいは金属製のクリップや弾性材料を使用することで維持力を発揮する。なおこれら維持部の形態や接触の程度で、回転を許容するタイプとそうでないタイプに分かれる。

> バーアタッチメント：断面部は、ラウンド、楕円（Ovoid）、方形やハーダータイプなどさまざまな形状が存在し、維持部との組み合わせで、回転の許容性や維持力が異なる。材質もチタンや白金加金をはじめさまざまなものが存在し、CAD/CAMシステムも近年利用されている。
> 強度を確保するため、最低でも2.5mm程度の厚みが必要であるとともに、清掃性の確保のために粘膜部より1、2mm程度クリアランスを設ける必要がある。そのため、他のアタッチメントと比較して、義歯床内に大きなスペースを必要とする（垂直的には13〜14mm程度）。

図1　バーアタッチメントの形態の違いと適応との関係

バーアタッチメントの適応症（図2）

- ☑ 上顎IOD
- ☑ インプラント体の埋入方向や埋入深度に違いがある場合
- ☑ 義歯に側方力が作用しやすく把持を必要とする場合
- ☑ 顎堤の吸収が顕著でデンチャースペースが大きい場合

図2

特徴ならびに利点

1. 維持力の特性

　バーアタッチメントは、その断面形状に合わせて義歯に組み込まれたプラスティック製あるいは金属製の維持部（クリップ）が適合することにより維持力を発揮する。また、形状によって義歯の回転を許容する場合（ラウンドタイプやOvoidタイプなど）と許容しない場合（方形タイプやハーダータイプなど）に分けられる。加えて、義歯床内で使用できるクリアランスによって、その他のアタッチメントを追加したり、バーアタッチメント全体をメタルフレームで把持させる場合もある。

　使用する維持部によるが、一般的にバーアタッチメントにより発揮される維持力は比較的大きい。Cuneら[1]は、18名の無歯顎患者に対して下顎2-IODを適応し、ランダムに磁性アタッチメント、ボールアタッチメントならびにバーアタッチメント（クリップ）を維持として用いた結果、どのアタッチメントを使用しても患者の満足度を向上させたが、最終的には18名中10名がバーアタッチメントを選択したとしている。患者はIODに対して維持力を期待することが多く、バーアタッチメントが良好な維持力を発揮することが理解できる。

　加えてvan Kampenら[2]は、さまざまなアタッチメントを装着した18名の下顎2-IOD患者において、垂直的・水平的維持力を口腔内で実際に測定した結果、バーアタッチメントは維持力が大きく、3ヵ月と短い期間ではあるが経時変化は少なかったとしている。

2. インプラントの本数と配置

　I章でも述べたが、バーアタッチメントの最適応は上顎IODである。実際、2014年のオーラルリハビリテーション財団によって開催された各インプラント治療における理想的なインプラント本数に関するコンセンサス会議において、Raghoebarら[3]は、"上顎IODに対しては最低4本のインプラントをバーで連結することが適切な治療方法である"としている。上顎骨の咬合時の挙動を考慮すると、バーアタッチメントで左右を連結（クロスアーチ）することが望ましいが、前歯部の歯槽骨量や義歯の厚み等で困難である場合は、少なくとも左右別々に連結することになる（**図3**）。

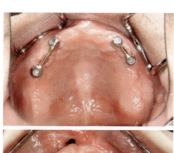
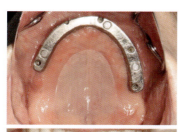
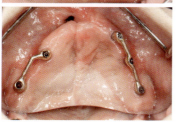
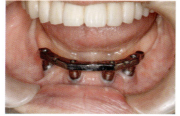

図3　非クロスアーチタイプ（左）、クロスアーチ（右）のバーアタッチメント

一方で下顎に関しては、インプラント本数による生存率の差はなく、良好な結果が報告されている。ただし、下顎においても4本のインプラントを連結したIODは、2本と比較し、より大きな満足度が得られるとしている[4,5]。

3. バーアタッチメントを装着した患者の満足度は？

バーアタッチメント装着患者の満足度は、比較的高く、また長期にわたり維持されていることが報告されている。Sánchez-Silesら[6]は、全部床義歯ならびにバーアタッチメントを使用したIOD患者の満足度をOHIP-14にて評価を行っているが、最大23年にわたる長期観察のなかで、IOD患者の満足度は高く維持されたとしている。なお、これらの患者に使用された材質は、コバルトクロムあるいは金合金であったが、差はなかったとしている。

MacEnteeら[7]も、ボールおよびバーアタッチメントを使用した下顎2-IOD患者の満足度ならびに補綴メインテナンスの頻度について比較しているが、両者の満足度は高く、差はなかったとしている。ただし、ボールアタッチメントのほうがバーアタッチメントと比較し、義歯破折等の問題事象が多かったと報告している（**表1**）。ボールアタッチメントも比較的調整の少ないアタッチメントとされているため、本論文で報告されている問題の発生頻度はやや多いように思われるが、少なくともバーアタッチメントでは問題事象はさほど多くなく、良好な結果を得やすいことがわかる。

そして、バーアタッチメントに使用する維持部によっても満足度に差があることが報告されている。ELsyad[8]は、下顎2-IOD患者にバーアタッチメントを適応し、維持部をクリップおよびシリコーン製の軟性材料の2種類を使用する群にランダムに振り分け、患者の満足度を調査している。その結果、軟性材料を使用した群のほうがより満足度が高かったとしている。理由としては軟性材料にてバーアタッチメント全体を把持するため、義歯の動揺を抑えられたことが挙げられるが、クリップを使用した群のほうが装着を容易に感じやすい結果が得られていること、また軟性材料が剥がれるなどの問題も生じたとしていることから、維持部の選択については慎重な対応が必要である。

表1 メインテナンス時の義歯修理の頻度（文献7より引用改変）

	ボールアタッチメント			バーアタッチメント		
	1年経過	2年経過	3年経過	1年経過	2年経過	3年経過
義歯裏層	4	3	2	3	2	0
義歯破折	2	1	0	0	0	0
人工歯置換	1	0	2	0	0	0
ボールアタッチメント維持部の調整	79	80	35			
クリップの調整				4	7	6
バーアタッチメントの破折				2	0	0
その他の調整	3	2	15	2	0	0
合計	89	86	54	11	9	6

（回）

注意すべき点
1．必要になるスペース

バーアタッチメントを適応するためには、義歯床内にかなり大きなスペースを必要とする（**図4**）[9]。具体的には、バーアタッチメント自体は直径がおおよそ2〜3mm程度であり、これらにクリップ等の維持装置が装着されることになる。また、人工歯や義歯床部に8mm程度のスペースが必要であり、バーアタッチメントの下部は清掃性の確保のために粘膜より1〜2mm離す必要がある。補強構造も非常に重要であり、結果として顎堤から咬合面までの距離で13mm程度、そして頬（唇）舌方向で8mm程度のスペースを必要とする（P.14、表2）。

興味深いことにバーアタッチメントの下部のスペースは、インプラント周囲骨へのストレスにも関係していることが報告されている。Rismanchianら[10]は、バーアタッチメントの粘膜からの高さとインプラント周囲骨へのストレスを有限要素法にて検討しているが、その結果、粘膜からの距離が1〜2mmの場合が最もストレスが減少し、3mm離すと再度、ストレスが増加するとしている。加えて0mm、すなわちバーアタッチメントが粘膜に接触する場合でも、インプラント体に大きなストレスを当たえるとしている（**図5**）。この理由に、1〜2mmの距離をとることで、バーアタッチメント、インプラント体ならびに荷重点（作用点）が2級テコの関係となると考察されている。あくまで有限要素法による結果であり、設定条件によってもこれらの関係性は変わると考えられるが、いずれにしてもバーアタッチメント下部のスペースも重要であることが理解できる。

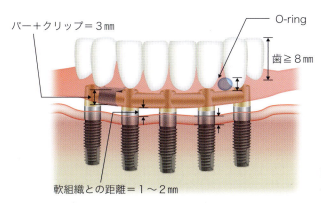

図4 バーアタッチメントの適応に必要とされるスペース（文献9より引用改変）

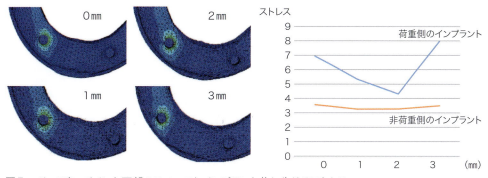

図5 バーアタッチメント下部のスペースとインプラント体に生じるストレス

2．クリップの配置の注意点

Milledバーなどの方形（スクエア）タイプのようなバーアタッチメントでは義歯の回転を許容しないが、ラウンドタイプやOviodタイプで使用されるクリップは義歯が回転しても接触し続けて維持力を発揮し、回転許容タイプの維持装置になる。ただし、これらの特性が発揮できるのは、その回転軸が同一である場合のみであり、維持力の確保だけを考えていろいろな場所にクリップを設置すると義歯の回転はまったく許容できなくなる（図6）。

とくにバーアタッチメントが前方部や後方部のみに集中している場合は、咬合時の義歯に沈下が予測されるため、クリップの配置には注意すべきである（図7）。逆に欠損部に広くバーアタッチメントが設定されている場合では、IODはほぼインプラント支持となるため義歯の沈下はほとんど生じず、使用されるクリップは維持を発揮するためだけに使用される。

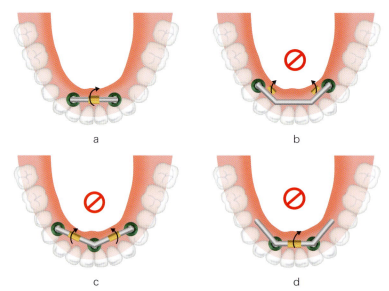

図6　義歯の回転沈下とクリップの関係。aでは、クリップは一つであり義歯の回転沈下を許容するが、b、cのように複数個クリップを使用する際にそれぞれの回転を許容する軸が異なると、結果的には義歯の回転沈下は許容できない。またバーアタッチメントの後方部にカンチレバーを付与しても回転沈下が許容できない（d）
（文献9より引用改変）

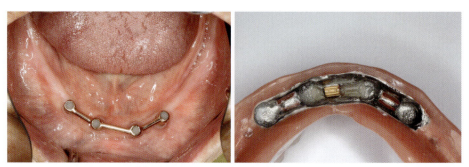

図7　バーアタッチメントを使用した下顎IODにおけるクリップの配置。下顎オトガイ孔間に4本のインプラントを埋入し、バーアタッチメントを適応した。義歯の沈下が生じるため、クリップは正中部のみ設置している。なお本症例では、望ましくはないが、維持力の追加が必要となった際にクリップを追加できるように補強構造を製作している

3．バーアタッチメントの強度とカンチレバーの付与の是非

バーアタッチメントは、基本的に断面積の増加に伴い、その強度が向上する（図8）。一方で、バーアタッチメントを使用したIODにおける問題事象に破折が報告されているが、その多くは連結部で生じることがわかっている[11]。そのため、鋳造による製作の場合は、鑞着部には十分な配慮が必要となる。また、インプラント体同士の近接部や合金の経年劣化も破折の原因となり得る（図9）。ただし、これら従来から製作されている各種合金を使用した鋳造タイプと比較して、CAD/CAMで製作されたもののほうが強度は安定しており、前述の破折等の頻度も格段に減少している。

バーアタッチメントの種類	断面形状	断面積	断面二次モーメント
Ackermannラウンドφ1.8mm		2.5	0.52
Bredentラウンドφ1.9mm		2.8	0.64
Bredentラウンドφ2.0mm		3.1	0.78
ドルダーY Micro		3.0	1.21
Preci-Horix		3.2	1.31
ドルダーU Micro		3.4	1.37
Bredent wbgs <		4.1	2.27
ドルダーY Macro		5.4	3.20
ドルダーU Macro		6.1	4.07
Bredent VSP-FS		5.0	5.51
Bredent wbgs >		7.9	7.11

図8　バーアタッチメントカンチレバー部の断面積と強度（文献11より引用改変）

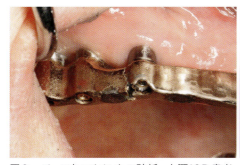 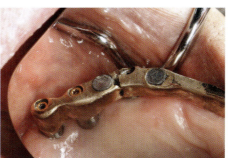

図9　バーアタッチメントの破折。上顎IOD患者。金合金製のバーアタッチメントを装着していたが、連結部で破折を生じた。連結部に近接するかたちで磁性アタッチメントを併用していたため、断面積が十分でなかった可能性が考えられる。ただし、破折自体は装着後10年以上経過して生じたため、劣化による影響も大きい

カンチレバーを付与するかどうかは、慎重な判断が必要である。図6で示したように、回転許容タイプの維持部を使用する場合、カンチレバー部がその動きを阻害することになる。また、カンチレバーの長さが長くなるほど、インプラント体に加わるストレスは増加する。Elsyadら[12]は、2-IODを想定した実験模型を作製し、異なる長さのカンチレバー部（7mm、9mm、11mm）を有するバーアタッチメントに負荷を加えた際のインプラント体に生じるストレスを検討している。その結果、カンチレバー部が長くなるほどインプラントに作用するストレスは増加し、カンチレバー部にクリップを使用しない場合は、さらにそのストレスは増加したとしている。これはクリップを装着しない場合は、カンチレバー部に対する義歯床の接触面積が増加するためであるが、クリップを装着すると前述のとおり義歯の回転許容性は阻害される。したがって、維持力に問題ないのであれば、不必要にカンチレバーを付与しないほうがよいと考えられる。なお、カンチレバーをもし設置する場合は、その長さを固定性インプラント補綴装置同様、A-Pスプレッドの1.5倍までに留めることが望ましいとされている。また、カンチレバー部の断面形状とその強度についても報告されている[13]。

4．アタッチメント維持部の経年変化

　維持部については、その他のアタッチメント同様、着脱に伴って維持力の低下を呈する。Saitoら[14]は、白金加金、コバルトクロムならびにチタン（グレード4）で製作されたラウンドおよびドルダーバーに白金加金製のクリップを装着し、経時的な維持力の変化を模型実験にて検証している。その結果、白金加金製のラウンドバーのみ経時的な維持力の減少を認めたとしている。これはバーならびにクリップ双方の摩耗によるものと考えられる。興味深いことに、コバルトクロムあるいはチタン製のラウンドバーにおいては、わずかな維持力の増加が認められ、これは白金加金のみの摩耗に伴い生じた破片の摩擦によるものとされている。維持力の増加を期待する必要はないが、材質選択への配慮が必要である。

　またEvtimovskaら[15]は、ロケーターおよびハーダーバーの経時的な維持力変化を模型実験にて検討している。20回の着脱という少ない回数ではあるが、ロケーターと比較して、ハーダーバーのほうが維持力の低下する割合が小さかったとしている（図10）。

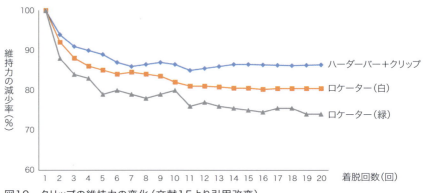

図10　クリップの維持力の変化（文献15より引用改変）

5. 周囲組織の経年変化

バーアタッチメントを装着した際には、アタッチメント下部の清掃が問題となってくる。とくに粘膜とバーアタッチメントが近接すると、バイオフィルムの付着が顕著である（図11）。

Kilicら[16]は、バーアタッチメント装着患者の81.3％にカンジダ菌を検出し、すべての患者で義歯性潰瘍が存在したとしている。一方で、Lachmannら[17]は、10名の下顎無歯顎患者それぞれにボールあるいはバーアタッチメントを維持とした下顎IODを装着し、滲出液から*Aa*菌ならびにレッドコンプレックスを検出したところ、差は認められず、加えてPD、BOPにも差はなかったとしている。さらに、カンチレバーの有無にかかわらず、バーアタッチメントを支持するインプラント周囲組織の健康が維持されることも報告されている[18]。このことからアタッチメント下部の清掃性を十分に確保し、適切な清掃が実施できるのであれば問題ないと考えることもできる。

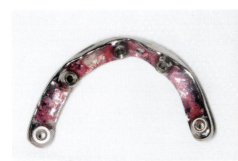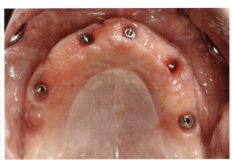

図11　バーアタッチメント下部のバイオフィルム。バーアタッチメント下部に多量のバイオフィルムの付着を認めると同時に、顎堤粘膜部の発赤ならびに腫脹を認める

バーアタッチメントの取り付け

　クリップなどの維持部の取り付け時期に関しては、バーアタッチメントのサイズによって決定する。すなわち、一定割合の粘膜支持を必要とするIODであればセトリング後に装着することが望ましいが、4〜6本支台のバーアタッチメントなど欠損部顎堤を広く覆う場合では粘膜支持はほとんどないと考えられ、IOD装着時にクリップを装着して差し支えない。

　実際に義歯床内に維持部を取り込む際は、バーアタッチメントの構造上、十分なブロックアウトが必要となる（**図12**）。またこの際、バーアタッチメント基部の周囲にもブロックアウトを行っておくことで、即時重合レジンの同部への流れ込みを防止でき、硬化後の義歯の撤去が容易となる。

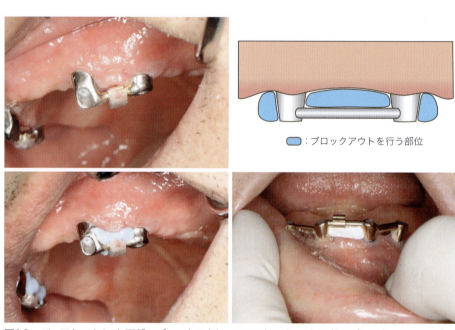

図12　バーアタッチメント下部のブロックアウト。バーアタッチメント下部のブロックアウトは、寒天や水硬セメントなどで十分に行う。また、バーアタッチメント基部に対してもブロックアウトを施し、余剰レジンの流れ込みを防止したほうが硬化後の撤去が容易である（本口腔内写真では行っていない）

参考文献

1) Cune M, van Kampen F, van der Bilt A, Bosman F : Patient satisfaction and preference with magnet, bar-clip, and ball-socket retained mandibular implantoverdentures : a cross-over clinical trial. Int J Prosthodont,18 (2) : 99-105, 2005.
2) van Kampen F, Cune M, van der Bilt A, Bosman F : Retention and postinsertion maintenance of bar-clip, ball and magnet attachments in mandibular implant overdenture treatment : an in vivo comparison after 3 months of function. Clin Oral Implants Res, 14 (6) : 720-726, 2003.
3) Raghoebar GM, Meijer HJ, Slot W, Slater JJ, Vissink A : A systematic review of implant-supported overdentures in the edentulous maxilla, compared to the mandible : how many implants ? Eur J Oral Implantol, 7 Suppl 2 : S191-201, 2014.
4) Mumcu E, Bilhan H, Geckili O : The effect of attachment type and implant number on satisfaction and quality of life of mandibular implant-retained overdenture wearers. Gerodontology, 29 (2) : e618-623, 2012.
5) Elsyad MA, Hegazy SA, Hammouda NI, Al-Tonbary GY, Habib AA : Chewing efficiency and electromyographic activity of masseter muscle with three designs of implant-supported mandibular overdentures. A cross-over study. Clin Oral Implants Res, 25 (6) : 742-748, 2014.
6) Sánchez-Siles M, Ballester-Ferrandis JF, Salazar-Sánchez N, Gómez-García FJ, Moraleja-Ruiz R, Camacho-Alonso F : Long-term evaluation of quality of life and satisfaction between implant bar overdentures and conventional complete dentures : A 23 years retrospective study. Clin Implant Dent Relat Res, 2017 Dec 14.
7) MacEntee MI, Walton JN, Glick N : A clinical trial of patient satisfaction and prosthodontic needs with ball and bar attachments for implant-retained complete overdentures : three-year results. J Prosthet Dent, 93 (1) : 28-37, 2005.
8) ELsyad MA : Prosthetic aspects and patient satisfaction with resilient liner and clip attachments for bar- and implant-retained mandibular overdentures : a 3-year randomized clinical study. Int J Prosthodont, 25 (2) : 148-156, 2012.
9) Misch CE : Comtemporary implant dentistry. St. Louis : Mosby, 1993 : 469-485.
10) Rismanchian M, Dakhilalian M, Bajoghli F, Ghasemi E, Sadr-Eshkevari P : Implant-retained mandibular bar-supported overlay dentures : a finite element stress analysis of four different bar heights. J Oral Implantol, 38 (2) : 133-139, 2012.
11) Waddell JN, Payne AG, Swain MV : Physical and metallurgical considerations of failures of soldered bars in bar attachment systems for implant overdentures : a review of the literature. J Prosthet Dent, 96 (4) : 283-288, 2006.
12) Elsyad MA, Al-Mahdy YF, Salloum MG, Elsaih EA : The effect of cantilevered bar length on strain around two implants supporting a mandibular overdenture. Int J Oral Maxillofac Implants, 28 (3) : e143-150, 2013.
13) Quirynen T, Quirynen M, Duyck J : Prevention of distal extension cantilever fracture in mandibular overdentures. J Dent, 43 (9) : 1140-1147, 2015.
14) Saito M, Kanazawa M, Takahashi H, Uo M, Minakuchi S : Trend of change in retentive force for bar attachments with different materials. J Prosthet Dent, 112 (6) : 1545-1552, 2014.
15) Evtimovska E, Masri R, Driscoll CF, Romberg E : The change in retentive values of locator attachments and hader clips over time. J Prosthodont, 18 (6) : 479-483, 2009.
16) Kilic K, Koc AN, Tekinsen FF, Yildiz P, Kilic D, Zararsiz G, Kilic E : Assessment of Candida species colonization and denture-related stomatitis in bar- and locator-retained overdentures. J Oral Implantol, 40 (5) : 549-556, 2014.
17) Lachmann S, Kimmerle-Müller E, Gehring K, Axmann D, Gomez-Roman G, Watzek G, Weber H : A comparison of implant-supported, bar- or ball-retained mandibular overdentures : a retrospective clinical, microbiologic, and immunologic study of 10 edentulous patients attending a recall visit. Int J Prosthodont, 20 (1) : 37-42, 2007.
18) Lehmann KM, Kämmerer PW, Karbach J, Scheller H, Al-Nawas B, Wagner W : Long-term effect of overdenture bar design on peri-implant tissues. Int J Oral Maxillofac Implants, 28 (4) : 1126-1131, 2013.

5 テレスコープアタッチメント

　天然歯に対するテレスコープアタッチメントの適応の歴史は長く、良好な結果がこれまで示されてきている。インプラントへの応用については、1990年前後より報告され、天然歯支台と同様に、現在まで良好な結果が多数報告されている。テレスコープアタッチメントは内冠および外冠が精密に適合する構造（リジッド）、あるいは0.3～0.5mm程度のわずかな間隙を有する構造（ノンリジッド）により、大きな維持力を発揮する。

　また、これらに合わせて内冠にディンプルを付与し、弾性材料等による維持力の調節機構を有したものや、ジルコニアとの併用等も近年報告されている。

代表的な構造　（図1）

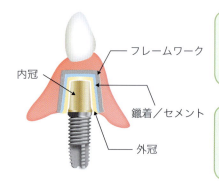

維持部（外冠）：内冠に精密に適合することにより、摩擦力（＋唾液）により維持力を発揮する。
また、内冠に対して全体にわたり、0.3～0.5mmの間隙を設ける場合（ノンリジッド）や弾性材料を内側に追加することで維持力を調整することも可能である。

アタッチメント（内冠）：鋳造あるいはCAD/CAMにより製作される歯冠側に向かって4～6°程度のテーパーを付与した部分で、金合金やチタンが使用される。
近年では、ジルコニアやコバルトクロム合金の応用も可能となってきている。

図1　テレスコープアタッチメントの概要

テレスコープアタッチメントの適応症（図2）

- ☑ 大きな維持力を求める場合
- ☑ インプラント支持の割合を大きくし、床面積を減少させたい場合
- ☑ バーアタッチメントによる一次固定がクリアランスの問題等で困難である場合

図2

特徴ならびに利点

1．維持力の特性

テレスコープアタッチメントは、4〜6°程度のテーパーが付与された内冠に外冠がリジッドに適合することにより、大きな維持力を発揮する。一方でこれら内冠および外冠の間にわずかな間隙（0.3〜0.5mm）を頂上も含めて付与することで、義歯の沈下を許容するノンリジッドな構造も存在する。加えて内冠の側面にわずかなディンプルを付与し、弾性材料等で維持力を調節する機構を付与することも可能である。

内冠および外冠の材質は金合金やチタンが主となるが、内冠にジルコニアを適応したり[1]、内外冠ともにコバルトクロム合金を使用した方法も報告されている[2]。

ELsyadら[3]は、下顎2-IODを想定した模型実験にて、ノンリジッドタイプのテレスコープアタッチメントおよびロケーターアタッチメント（3種類のリプレイスメントメイル）の維持力の特性を検討している。その結果、ロケーターアタッチメントでは垂直方向ならびに前方方向への維持力は強く発揮されたが、側方ならびに後方への維持力は小さかったとする一方で、テレスコープアタッチメントでは、前方方向への維持力はやや小さいものの、すべての方向で同程度の維持力を発揮する特徴が認められたとしている（図3）。

なおこの傾向は、540回の繰り返しの着脱後も同様であった。したがって、大きな維持力を期待するのであればロケーターアタッチメントを選択することが推奨されるものの、インプラント体の配置や義歯の動き、対合条件などから側方や後方への維持力を期待するのであれば、テレスコープアタッチメントも有効であると考えられる。

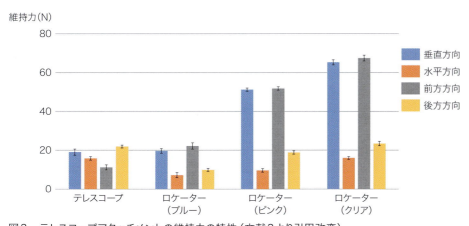

図3　テレスコープアタッチメントの維持力の特性（文献3より引用改変）
下顎2-IODの場合、ロケーターアタッチメントは垂直あるいは前方方向への維持力が大きいが、テレスコープアタッチメントでは後方方向への維持力も比較的高い

2. インプラントの本数と配置

　テレスコープアタッチメントを適応する際に必要となるインプラント本数は、明確には報告されていない。一般的には下顎では2〜4本、上顎では4本以上使用した症例報告が多くを占める。逆に他のアタッチメントでは報告のある正中1本支持のIODに関する報告は見受けられず、アタッチメントの構造上、側方力を受けやすいことから避けられていると考えられる。

　Rehmannら[4]は、テレスコープアタッチメントを使用したIODの予後に関する後ろ向き調査を行った結果、良好な経過を得たことを報告しているが、上顎では8本のインプラント、下顎では4本のインプラントを適応する割合が高く（それぞれ47.6％、52.54％）、安定した経過を得るためには、その他のアタッチメントを使用する場合よりも多くのインプラントを必要とするかもしれない。

3. テレスコープアタッチメントを装着した患者の満足度

　前述したようにテレスコープアタッチメントは大きな維持力を発揮することから、高い患者満足度が得られることが報告されている。Yunusら[5]は、テレスコープアタッチメントを使用した下顎IOD患者17名の口腔関連QOLならびに咀嚼能力（色つきガム咀嚼）について1年間の前向き調査を行い、術前の全部床義歯、補綴終了後3ヵ月および1年経過時での比較検討を行ったところ、ともに大きく向上したとしている。

　また、Khalidらも34名の下顎無歯顎患者に対して、テレスコープアタッチメントあるいはロケーターアタッチメントを使用したIODを装着し、口腔関連QOLならびに患者満足度を検討している。その結果、どちらのアタッチメントを使用しても、術前と比較し、3年経過時で大きく向上したとしている。さらに、口腔関連QOLに対しては下顎テレスコープアタッチメントのほうが、よりQOLの改善に効果が高いとしているが、これはロケーターアタッチメントと比較して維持力の変化が少ないことが影響していると考えられる[6]。

　このようにテレスコープアタッチメントは、高い維持力に加えて把持効果により、義歯の動揺を抑制することで、高い患者満足度が得られるアタッチメントである。

注意すべき点
1. 発揮される咬合力とインプラント体に加わるストレス
　Elsyadら[7]は、下顎2-IOD患者にノンリジッドタイプのテレスコープアタッチメントおよびバーアタッチメントを3ヵ月間隔でどちらも装着し、咀嚼能力および最大咬合力を検討している。その結果、どちらのアタッチメントも全部床義歯と比較し、有意に増加するとし、テレスコープアタッチメントのほうがより咀嚼能力、最大咬合力ともに増加することを報告した。この理由として本研究のバーアタッチメントはクリップで維持され、義歯の回転沈下による差であるとしている。これらの結果はテレスコープアタッチメントの良好な効果を示している一方で、最大咬合力の増加については必ずしも患者の満足度に関連しないことも報告されていること、また過度の咬合力増加は対合が無歯顎である場合では顎堤吸収の促進やフラビーガムを誘発する可能性があることも理解しておく必要がある。

　テレスコープアタッチメントは他のアタッチメントと比較し、側方力を受けやすいことも理解しておく必要がある。実際、下顎のさまざまなポジションに設置された4本のテレスコープアタッチメントを利用したIODにおいて、インプラント体に加わるストレスを模型実験にて検証すると、両側犬歯部および第1大臼歯部に広く配置した場合、両側あるいは片側荷重時にストレスが小さく、逆に犬歯および第1小臼歯や側切歯および小臼歯のように狭い配置や直線的な配置の場合は、インプラント体遠心部に大きなストレスが加わることがあきらかにされている[8]。

2. アタッチメントの経年変化と周囲組織の経年変化
　Zouら[9]は、上顎あるいは下顎にテレスコープアタッチメントを利用したIOD患者の5年経過におけるインプラント周囲組織ならびに骨吸収を評価している。その結果、PI、BIならびにGIスコアは良好で、骨吸収量も上下顎とも0.8～1.2mm程度で安定していたとしている。またKeshkら[10]は、テレスコープアタッチメントを利用した下顎IODの予後に関するシステマティックレビューならびにメタアナリシスを行っている。実際には包含基準を満たすRCTが少なく、結果的にはボールアタッチメントとの比較のみではあるが、インプラント周囲組織の状態、骨吸収量、出血を含む歯肉の状態、PIにおいて有意な差は認められなかったとしている。

　これらの報告が示すように、テレスコープアタッチメントは比較的清掃性がよいことから、周囲軟組織の安定が良好に保てること、そして側方力を受けやすい構造ではあるが、精密かつ強固な外冠構造を介することで二次固定が得られることから、結果として骨吸収量も小さくなる。またこれら良好な安定性から、他のアタッチメントと比較しメインテナンス時の対応が少ないことが報告されている[11～13]（図4）。このようにテレスコープアタッチメントは、ランニングコストが低く、長期的な安定を得られる利点があるが、一方で他のアタッチメントと比較すると初期費用が大きくなることを理解しておく必要がある。

ボールアタッチメントと比較した
テレスコープアタッチメントのトラブルの発生頻度

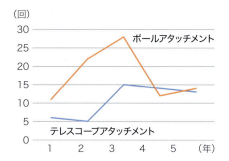

ボールアタッチメントおよびテレスコープアタッチメントに生じるトラブルの内容

	1年	2年	3年	合計
ボールアタッチメント				
緩み	1	2	0	3
摩耗／破折	0	1	0	1
維持力の調整	3	9	13	25
マトリックスの置換	0	2	5	7
義歯修理	1	0	3	4
義歯裏層	4	3	5	15
対合の義歯調整	2	3	2	7
合計	11	22	28	62
テレスコープアタッチメント				
緩み	1	0	2	3
内冠の摩耗／破折	0	0	0	0
外冠の維持力の調整	0	1	3	4
外冠の再製	0	0	0	0
義歯修理	0	2	2	4
義歯裏層	3	1	5	9
対合の義歯調整	2	1	3	6
合計	6	5	15	26

図4　テレスコープアタッチメントに生じるトラブルの頻度とその内容（文献11、12より引用改変）

参考文献

1) Zafiropoulos GG, Rebbe J, Thielen U, Deli G, Beaumont C, Hoffmann O : Zirconia removable telescopic dentures retained on teeth or implants for maxilla rehabilitation. Three-year observation of three cases. J Oral Implantol, 36 (6) : 455-465, 2010.
2) Kazokoğlu FŞ, Akaltan F : Strain characteristics of Marburg double crown-retained implant overdentures compared with bar and ball-retained implant overdentures, with and without a rigid major connector. J Prosthet Dent, 112 (6) : 1416-1424, 2014.
3) ELsyad MA, Agha NN, Habib AA : Retention and Stability of Implant-Retained Mandibular Overdentures Using Different Types of Resilient Attachments : An *In Vitro* Study. Int J Oral Maxillofac Implants, 31 (5) : 1040-1048, 2016.
4) Rehmann P, Rudel K, Podhorsky A, Wöstmann B : Three-Year Analysis of Fixed and Removable Telescopic Attachment-Retained Implant-Supported Dental Prostheses : Survival and Need for Maintenance. Int J Oral Maxillofac Implants, 30 (4) : 918-924, 2015.
5) Yunus N, Saub R, Taiyeb Ali TB, Salleh NM, Baig MR : Patient-based and clinical outcomes of implant telescopic attachment-retained mandibular overdentures : a 1-year longitudinal prospective study. Int J Oral Maxillofac Implants, 29 (5) : 1149-1156, 2014.
6) Khalid T, Yunus N, Ibrahim N, Elkezza A, Masood M : Patient-reported outcome and its association with attachment type and bone volume in mandibular implant overdenture. Clin Oral Implants Res, 28 (5) : 535-542, 2017.
7) Elsyad MA, Khairallah AS : Chewing efficiency and maximum bite force with different attachment systems of implant overdentures : a crossover study. Clin Oral Implants Res, 28 (6) : 677-682, 2017.
8) ELsyad MA, Elsaadawy MG, Abdou AM, Habib AA : Effect of different implant positions on strain developed around four implants supporting a mandibular overdenture with rigid telescopic copings. Quintessence Int, 44 (9) : 679-686, 2013.
9) Zou D, Wang F, Wu Y, Huang W, Zhang C, Zhang Z : Implant-Supported Telescopic Crown-Retained Overdentures for Oral Rehabilitation of Patients with Severe Bony Defects : A 5-Year Retrospective Study. Int J Oral Maxillofac Implants, 30 (4) : 937-944, 2015.
10) Keshk AM, Alqutaibi AY, Algabri RS, Swedan MS, Kaddah A : Prosthodontic maintenance and peri-implant tissue conditions for telescopic attachment-retained mandibular implant overdenture : Systematic review and meta-analysis of randomized clinical trials. Eur J Dent, 11 (4) : 559-568, 2017.
11) Krennmair G, Seemann R, Weinländer M, Piehslinger E : Comparison of ball and telescopic crown attachments in implant-retained mandibular overdentures : a 5-year prospective study. Int J Oral Maxillofac Implants, 26 (3) : 598-606, 2011.
12) Krennmair G, Weinländer M, Krainhöfner M, Piehslinger E : Implant-supported mandibular overdentures retained with ball or telescopic crown attachments : a 3-year prospective study. Int J Prosthodont, 19 (2) : 164-170, 2006.
13) Krennmair G, Sütö D, Seemann R, Piehslinger E : Removable four implant-supported mandibular overdentures rigidly retained with telescopic crowns or milled bars : a 3-year prospective study. Clin Oral Implants Res, 23 (4) : 481-488, 2012.

III 各種アタッチメントを使用した症例

1　ボールアタッチメント

概要

　患者は77歳の女性で、上下顎部分床義歯の疼痛ならびに動揺を主訴に来院した（**図1、2**）。口腔内所見より、上下顎残存歯周囲の腫脹ならびに発赤を認め、すべての歯に動揺が認められ、歯周組織検査より、残存歯には6㎜を超える歯周ポケットが存在した（**図3**）。パノラマX線写真からも残存歯周囲の歯槽骨吸収が著しく、保存は困難であると診断した（**図4**）。

　以上を患者に説明し、抜歯に同意が得られたため、まず上下顎即時義歯を装着した（**図5**）。

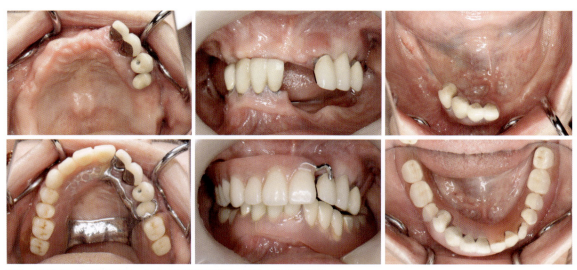

図1　初診時の口腔内写真。上段：義歯非装着時、下段：義歯装着時

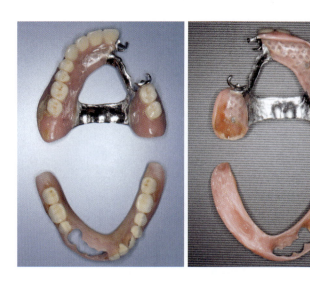

図2　現義歯所見。約5年前に近医にて製作し、その後調整は行っていないとのことであった。上顎義歯には補強構造が付与されているが、下顎義歯には補強構造が付与されておらず、剛性の不足が認められた。人工歯の咬耗は軽度であり、欠損部顎堤の疼痛に伴う咀嚼困難が装着後より続いていた

数回の義歯調整後、主訴であった義歯の疼痛ならびに動揺は消失し、咀嚼機能も回復できたが、開口時の下顎全部床義歯の浮き上がりに不満が残った。この原因としては、即時義歯による粘膜面の不適合のみならず、上下顎の対咬関係により、下顎前歯部人工歯が顎堤頂よりも唇側寄りに排列しているため、開口時の口唇圧が同部位に大きく加わることも挙げられた。患者は現在の人工歯の排列位置ならびに義歯形態に不満はなく、大きな修正を希望されなかったため、下顎IODによる対応を患者に提案し、患者は同意した。

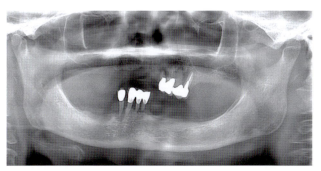

図3　歯周組織検査

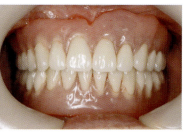

図4　初診時のパノラマX線写真

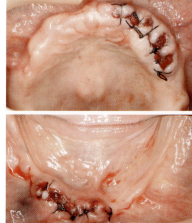
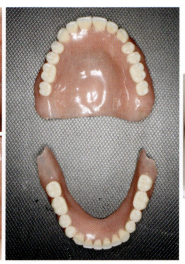

図5　上下顎残存歯の抜歯と装着した即時義歯

インプラントの配置とアタッチメントの選択

　対合の上顎も全部床義歯であるものの、下顎IODにおいて最大限の支持ならびに維持を求める4本（前歯部および臼歯部）、維持力の改善を求める前歯部に2本、そして最小限の維持力を期待する正中部の1本を本症例では検討した。

　まず前歯部人工歯の唇側寄りの排列に伴い、強い口唇圧が義歯の脱離に作用することが予想され、正中部の1本支台のIODでは不十分であると考えられた。4本支台では、主訴（外れやすい）に対して問題なく対応できると予想できたが、患者が高齢であり、高血圧の既往があること（投薬でコントロールできている）から手術侵襲は低く抑えることが望ましく、また費用的側面においても難しいとのことであった。これらの結果より、本症例では、前歯部2本支台のIODを計画した。

　アタッチメントの選択については、患者は手先の器用さに問題はなく、また義歯の維持力の改善が必要であったことから、ボールアタッチメントあるいはロケーターアタッチメントを予定した。術前のCT所見より、アタッチメントを設置するスペースに余裕があり、顎堤も重度の骨吸収は認めなかったことから、本症例ではボールアタッチメントを第一選択とし、2本のインプラント体は可能なかぎり平行に埋入することを優先した（**図6**）。

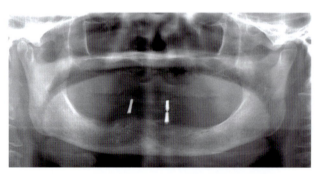

a：パノラマX線写真より、垂直的な骨量に問題ないことが確認できる

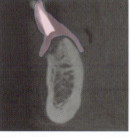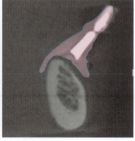

b：右側と比較し、左側埋入予定部位は骨量がやや不足している。また埋入方向についても修正が必要であったが、義歯形態からアタッチメントの設置には問題ないことが確認できる

図6　術前のパノラマX線写真ならびにCT所見。術前に製作した義歯に大きな問題を認めなかったため、コピーデンチャーを製作し、これを診断用ステントとして使用している

経過

静脈鎮静下にて予定した前歯部にインプラント体を2本埋入した（φ3.75mm、長さ8.5mm）。手術時の所見と術後X線写真より、2本のインプラント体が平行に埋入されていることが確認できる（図7）。3ヵ月の免荷の後、二次手術を行い、周囲粘膜が安定した時点で、ボールアタッチメントを装着した（図8）。

その後、通法どおりに上下顎全部床義歯の製作を行い、蠟義歯試適後に義歯床形態とアタッチメントの関係を確認したうえで、補強構造を製作した。具体的には、義歯製作用の作業用模型ならびに蠟義歯をスキャニングした後、それぞれのデータを重ね合わせることにより、義歯床内にハウジングを含むアタッチメントおよび人工歯を無理なく配置したうえで、効果的な補強構造（アタッチメントの周囲ならびに上部を被覆）が製作できるよう設計した。

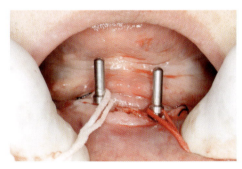
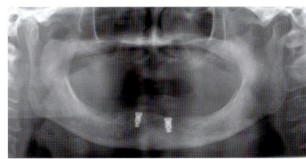

図7　術中の口腔内写真ならびに術後のX線写真、CT所見

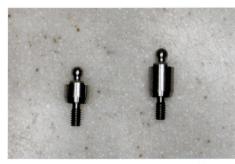
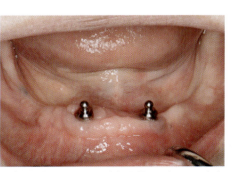

図8　使用したボールアタッチメントと装着時の口腔内。アタッチメントの高径を揃えるために、左右で歯肉貫通部の高さが異なるボールアタッチメントを装着している

本症例では、設計した補強構造を忠実にその形態に再現するため、コバルトクロム粉末を使用したレーザーシンタリング法にて積層造形した（**図9**）。

　最終義歯完成後、計2回の義歯調整を行い、疼痛の消失および義歯の安定を確認したうえで、維持部の装着に移った（**図10**）。装着に際して、メタルハウジングを正確にポジショニングし、寒天印象材にて周囲をブロックアウトし、即時重合レジンにて固定している（**図11**）。

　ボールアタッチメントの装着は比較的容易であるが、着脱指導は十分に行うことが重要である。多くの場合、装着より取り外しに苦労することが多く、大きな力で誤った方向へ取り外す行為は、維持部の早期の摩滅のみならず、インプラント体にも思わぬ側方力を加えることになるため、注意が必要である。

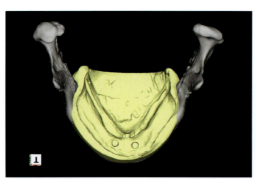

a：最終印象後の作業模型のスキャニングデータ（前方部にロケーターアタッチメントを装着している）

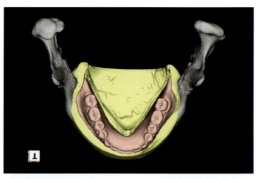

b：蠟義歯のスキャニングデータの重ね合わせ

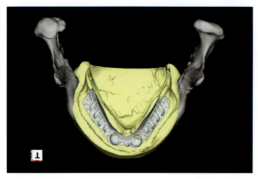

c：メタルフレームの設計

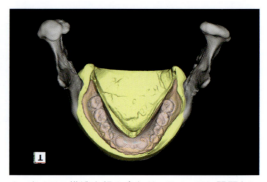

d：すべての構造を組み合わせ、スペースに問題ないかを確認

図9　フレームワーク製作の一例（別症例）
　　　シミュレーションソフトBioNa®（和田精密歯研）を使用

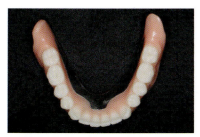
a：完成した義歯の咬合面観

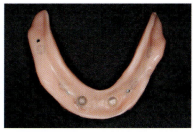
b：完成した義歯の粘膜面観

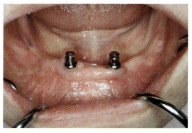
c：維持部（メタルハウジングを含む）を装着

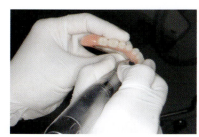
d：取り付け準備として、遁路を形成する

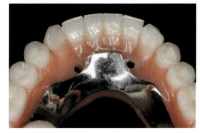
e：遁路の形成後。メタルフレームによるが、小さすぎると維持部のずれが生じやすい

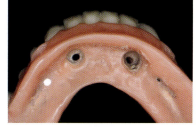
f：同粘膜面観。遁路周囲にはメタルフレームが存在する

図10　完成義歯

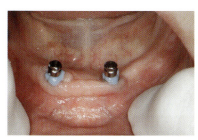
a：アタッチメント周囲のブロックアウト。本症例では寒天印象材を使用している

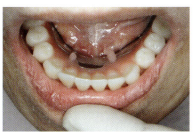
b：即時重合レジンを盛った義歯を口腔内に圧接する。保持する時間は少なくとも5分程度は必要

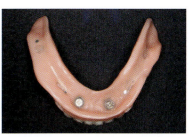
c：口腔内より撤去直後の義歯粘膜面観。この後、余剰レジンを慎重に削除する

図11　ブロックアウトと維持部の義歯への取り込み

2　磁性アタッチメント

概要

患者は初診時、66歳の男性で、咬合時の疼痛を主訴に来院した。来院当初、上顎全部床義歯、下顎は3 2̄を利用したコーヌステレスコープ義歯を装着していたが、残存歯は著しく動揺していた（図1）。パノラマX線所見において残存歯周囲の歯槽骨吸収を認め、保存不可と診断した。抜歯後に人工歯修理ならびに粘膜調整を行ったところ、義歯による食事に大きな不自由を感じなかったが、患者より「IODを適応することで、外れにくく、もっと噛めるようになるのであれば治療を希望したい」とのことであった（図2、3）。

なお上顎全部床義歯については、十分な維持があり、機能時にも問題がなかったため、下顎のみIODを検討することになった。

インプラントの配置とアタッチメントの選択

上下顎ともに顎堤の吸収は軽度であり、現義歯にておおよそ食事に問題がなかったことから、前歯部にインプラントを2本埋入する2-IODを計画した。この理由としては、最小限の維持ならびに支持を求めるのであれば、下顎正中部1本のみの計画も考慮できたが、

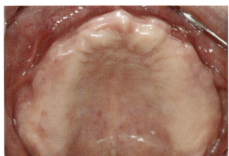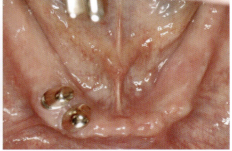

図1　初診時の口腔内写真

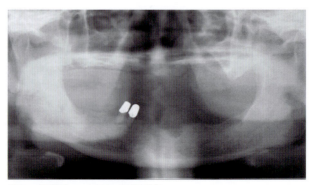

図2　初診時のパノラマX線写真

本症例では下顎正中部の唇舌的骨量が不足していたためである。また、4-IODについては手術侵襲ならびに費用面で断念している。

アタッチメントの選択においては、現義歯の維持安定がおおよそ得られていたため、大きな維持力は必要ないと判断し、磁性アタッチメントを計画した。なお、下顎前歯部人工歯は唇側寄りの排列としていたため、可能なかぎり同部の支持を得るためにインプラント埋入部は両側側切歯・犬歯間を予定したが、この場合、後方部にかけて粘膜支持領域が広く、義歯の回転沈下が予測されるため、セルフアジャストタイプの磁性アタッチメントの適応を考慮した。

経過

局所麻酔下にて側切歯・犬歯間に2本のインプラントを埋入した（φ3.75㎜、長さ10㎜）。

IODにおけるインプラントポジションは可能なかぎり正確であることが望まれる。一方で前歯部の歯槽骨は、唇舌的な骨幅が少なく斜面状となっていることが多く（図4）、形成時に唇側あるいは舌側にインプラント体が傾斜するリスクがある（図4）。したがって、本症例では埋入時にシミュレーションソフトにて計画、製作されたサージカルガイドを使用している（図5、6）。

二次手術終了後、ヒーリングアバットメント周囲粘膜の治癒を確認してから、キーパーの装着を行った。キーパーの装着は二次手術時でも問題はないが、粘膜の治癒後に行うことで、適切なキーパーの高径が選択できる（粘膜上におおよそ1.0～1.5㎜程度露出）。

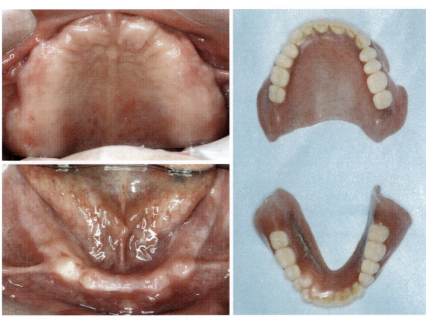

図3　下顎残存歯の抜歯後の口腔内写真ならびに暫間義歯

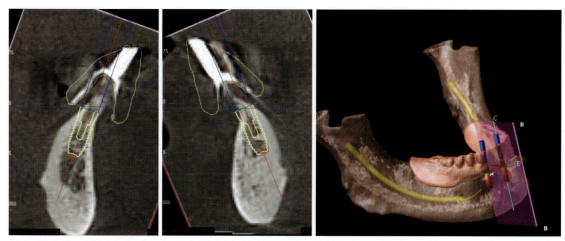

図4　前歯部の術前のシミュレーション画像（iCAT LANDmaker7.3）

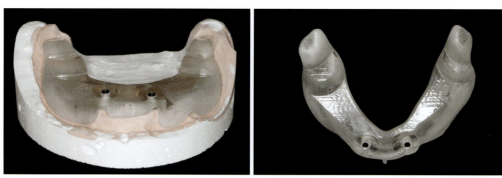

図5　製作されたサージカルガイド。本テンプレートは、イニシャルドリルのみをガイドする

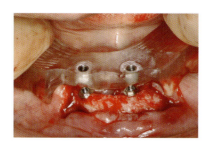

図6a　一時手術時の口腔内写真。サージカルガイドを使用し、計画したポジションにインプラントを埋入している

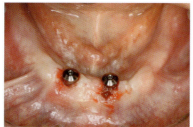

図6b　二次手術時の口腔内写真

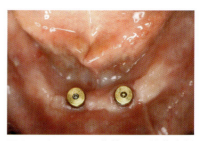

図6c　キーパーの装着。この後義歯製作に移行した

磁性構造体については術前の計画どおり、セルフアジャストタイプを使用した。セルフアジャストタイプの磁性構造体はⅡ章でも述べたとおり、垂直方向に可動性を有している特徴がある。したがって、通常であれば義歯の粘膜面への沈み込み（セトリング）を待つ必要があるが、本症例では磁性構造体を義歯作製時に取り込んでいる。その結果、義歯の完成、装着時より良好な維持が発揮され、患者も大きく満足した（図7）。現在、約10年経過しているが良好である。

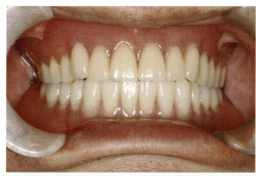

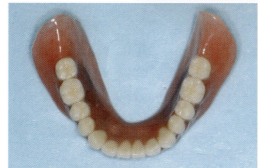 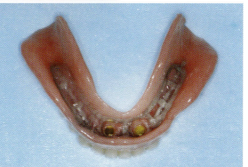

図7　最終義歯装着時の口腔内写真ならびに下顎IOD

3　ロケーターアタッチメント

概要

　患者は初診時、66歳の男性で、上下顎部分床義歯の動揺と硬い食物がしっかり嚙めないとの主訴で来院した（図1、2）。パノラマX線写真からもあきらかなように、臼歯部周囲に重度の骨吸収を認め、下顎前歯部にはう蝕ならびに顕著な咬耗が存在した。また、咬合支持の喪失、すなわちすれ違い咬合を呈しており、咬合時に義歯の回転沈下が認められた。一方で残存歯に対咬する歯槽骨の吸収は、比較的緩やかであった。

　上下顎臼歯部ならびに3|の抜歯を行い、上顎全部床義歯、下顎部分床義歯にて対応をとり、義歯の咬合時の安定は達成されたが、しっかり嚙みたいとの希望が強く、IODを提案したところ患者の同意を得られた。そのため、IODに先立ち下顎前歯部の抜歯を行い、改めて下顎全部床義歯を製作した。

インプラントの配置とアタッチメントの選択

　本症例では患者の年齢がさほど高くなく、全身疾患がなかったこと、そして費用面においても問題がなかったことにより、上下顎IODを進めることとした。インプラントの配置ならびに本数については、患者は体格がよく、大きな咬合力が加わることが予想されたため、上顎は5本支台のバーアタッチメント、下顎は前歯部ならびに臼歯部2本ずつの4-IODを設計した。

　下顎IODのアタッチメントの選択には、前歯部の顎堤吸収が少ないためアタッチメントスペースを考慮し、ロケーターアタッチメントを選択した。通常、2つのロケーターアタッチメントで十分な維持力が発揮できるため、臼歯部のインプラントにはアタッチメントを装着

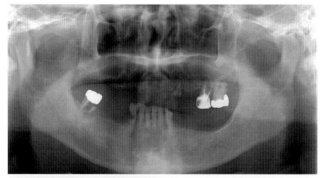

図1　初診時のパノラマX線写真

せず、ヒーリングアバットメントによる支持を求める設計とした。

　術前のCT所見より、下顎骨の骨量は十分に見えたが、右側前歯部の骨幅がやや狭く、また臼歯部においてもオトガイ孔の開孔部が高位に存在することがわかる（**図3**）。神経麻痺等のインプラント手術における併発症を防ぐために、インプラント体の長径を10mmとした。

経過

　静脈鎮静下にて、3|3部ならびに6|6部に直径4.3mm、長径10mmのインプラント体を4本埋入した。なお3|部については、頬舌的骨幅が狭く、裂開部については自家骨細片にて被覆している。術後のパノラマX線写真ならびにCT所見にて問題なく埋入できていることを確認し、4ヵ月の免荷期間を設けた（**図4**）。

　二次手術後、周囲粘膜の安定を確認し、前歯部のみロケーターアタッチメントを装着した（**図5**）。その後、通法どおり金属床義歯を製作した。

　補強構造については、アタッチメント周囲は遁路を除き、上部を被覆する設計とし、高

								557		887	896		
								4		6	7		
								666		888	8 10 6		
777		666	545	444	434	444	433						
7		3	2	1	1	2	3						
676		665	444	434	434	444	433						

図2　歯周組織検査

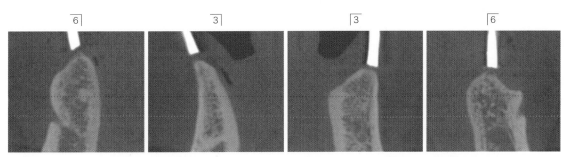

図3　術前のCT所見。現義歯の形態に問題がなかったため、コピーデンチャーを製作しCT撮影を行っている。下顎骨の骨量は十分に見えたが、右側前歯部の骨幅がやや狭く、また臼歯部においてもオトガイ孔の開孔部が高位に存在することがわかる

頻度で生じるアタッチメント部での義歯破折を防止する設計としている。ヒーリングアバットメント部においては、強固な支持を得るのであれば、メタルフレームで接触させることも考慮したが、大きな維持力をさらに希望された場合に、ロケーターアタッチメントを追加できるようレジンによる被覆としている（**図6、7**）。

　維持部の取り付け時期に関しては、義歯調整を2週間行い、疼痛等の問題がないことを確認したうえで行った（**図8**）。なお本症例では4-IODであり、粘膜負担の割合が小さいため、義歯装着時に行っても差し支えないと考えられる。現在、リプレイスメントメイルブルー（0.68kg）を使用しているが、維持力の不足はなく、主訴であった義歯の動揺ならびに咀嚼能力は大幅に改善され、順調に経過している。

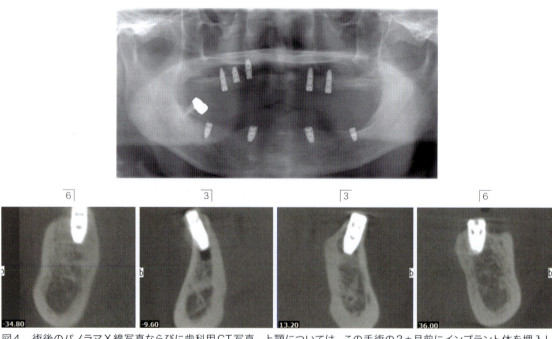

図4　術後のパノラマX線写真ならびに歯科用CT写真。上顎については、この手術の2ヵ月前にインプラント体を埋入している。また7については保存不可と診断しているが、現義歯の鉤歯として可及的に保存し、二次手術時に抜歯を予定した

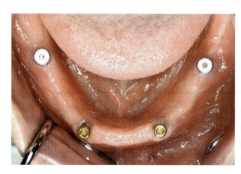

図5　義歯製作直前の口腔内写真。前歯部のロケーターアタッチメントを装着し、臼歯部は支持のみを期待し、ヒーリングアバットメントを装着している

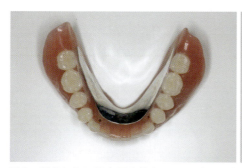
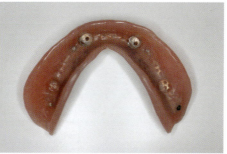

図6　製作した下顎金属床義歯。ロケーターアタッチメントの上部は、遁路を除きメタルフレームで被覆している

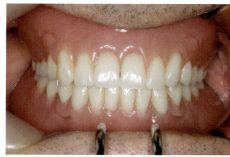
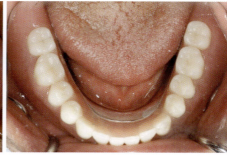

図7　義歯装着時の口腔内写真。義歯の着脱のために、唇側に陥凹部を付与している。なおこの時点では、リプレイスメントメイルは装着していない

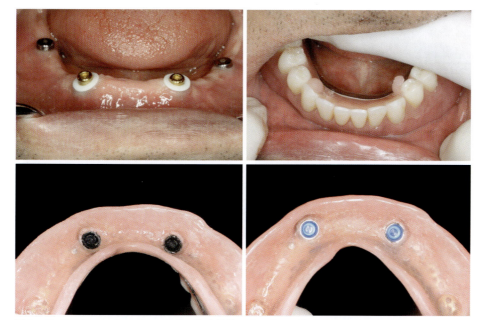

図8　リプレイスメントメイルの装着。義歯装着2週間後に、義歯の疼痛等がないことを確認し、リプレイスメントメイルの装着を行った。本症例では、ブルー（0.68kg）を使用したが、とくに維持力の不足はなく現在も経過は良好である

4　バーアタッチメント

概要

　患者は62歳の女性で、上顎残存歯の動揺により義歯でうまく噛めないとの主訴で来院した。上顎残存歯は重度の骨吸収ならびに動揺が認められ、それに伴い上顎部分床義歯も咬合時に動揺を来していた。下顎左側臼歯部には片側性のアタッチメント義歯を装着していたが、咬合時の疼痛のため、あまり使用していないとのことであった（**図1**）。

　まず治療に先立ち、保存不可であった上顎残存歯の抜歯を行い、上顎全部床義歯を装着した（**図2**）。しかしながら、患者は口唇口蓋裂の既往があり、上顎骨の劣成長、上口唇の拘縮ならびに残遺孔の存在により、上顎全部床義歯の十分な維持安定を獲得できなかった。そこで上顎IODについて説明を行い、同意が得られた。なお下顎欠損部についてもインプラント治療を希望され、固定性インプラント補綴を計画した。

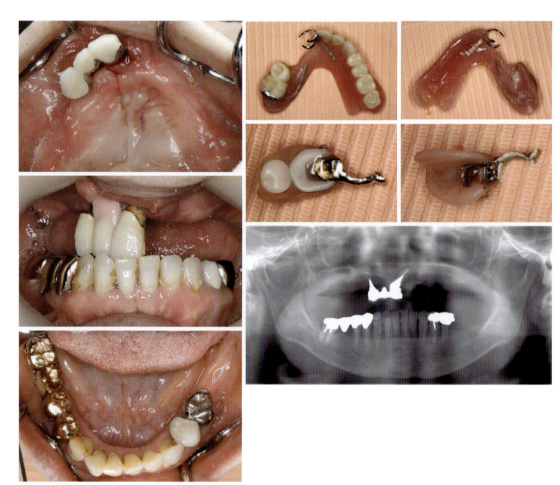

図1　初診時の口腔内写真、義歯ならびにパノラマX線写真

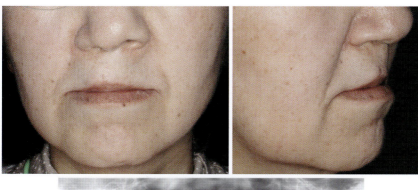

図2 前処置終了後の顔貌写真とパノラマX線写真

インプラントの配置とアタッチメントの選択

これまでの報告にあるとおり、上顎IODにおいてはバーアタッチメントの適応が望ましいと考えられる。下顎骨と比較し上顎骨は咬合時に外側にたわむ。本症例のように口唇口蓋裂の既往を考えると、口蓋正中部を中心とした歯槽骨のたわみは大きいものを予想されるため、理想的には正中をまたぐバーアタッチメントが望ましいと考えられた。しかしながら、前歯部領域の骨量が大きく不足していたため、本症例では左右それぞれをバーアタッチメントにて連結し、義歯に強固なメタルフレームを付与することとした。

インプラントの本数は、最低4本と考えた。ただし、左側臼歯部に関しては十分な長さのインプラントが埋入できないと診断し、3本埋入とし合計で5本のインプラントを設置しすることとした。

経過

静脈鎮静下にて予定した部位にインプラント体を5本埋入した（φ3.75㎜、長さ8.5～11.5㎜）。また、合わせて下顎にもインプラント埋入を行っている（**図3**）。術後、義歯粘膜面を十分にリリーフし、4ヵ月の免荷期間ののち二次手術を行い、上顎IODの製作に移行した。まず義歯の印象に先立ち、バーアタッチメントの製作を行った。

なお本症例では、通法にしたがって印象コーピングにてインプラント部の印象を行った

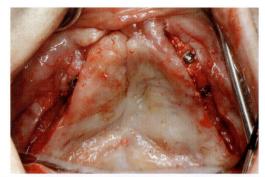
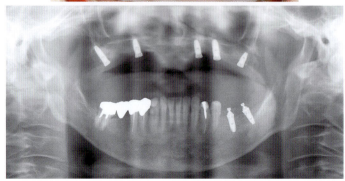

図3　手術時の口腔内写真および術後のパノラマX線写真

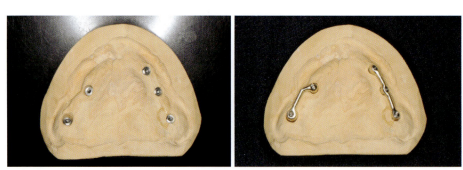

図4　製作したバーアタッチメント

のちに、メタルフレームを併用したポジションインデックスを採得したうえで、鋳造にてバーアタッチメントを製作している（図4）。

　その後、口腔内に装着し適合に問題ないことを確認したのち、義歯最終印象を行った。印象については左右臼歯部にバーアタッチメントを広く配置しているため、義歯の支持はインプラント体が主となるため、加圧印象はとくに行っていない（図5）。

　図6に上顎IOD装着時の所見を示す。上顎IODの維持には、クリップを使用している。装着後より義歯の安定は良好であり、痛みなく使用できている。現在、クリップ部の摩耗等の変化を含め経過観察を行っている。

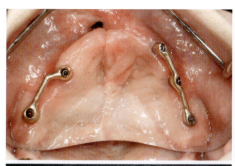
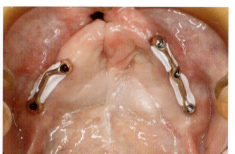
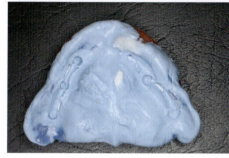
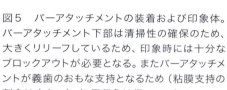

図5 バーアタッチメントの装着および印象体。バーアタッチメント下部は清掃性の確保のため、大きくリリーフしているため、印象時には十分なブロックアウトが必要となる。またバーアタッチメントが義歯のおもな支持となるため（粘膜支持の割合は少ない）、加圧印象は行っていない

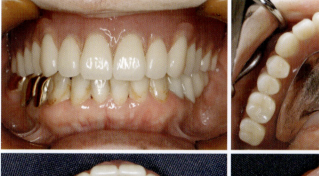
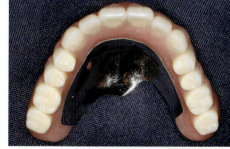
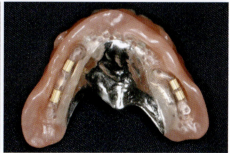
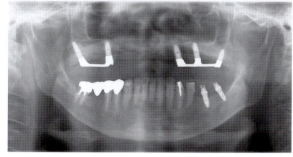

図6 最終義歯装着時の口腔内写真、義歯ならびにパノラマX線写真。上顎IODの維持にはクリップを使用している

5　テレスコープアタッチメント

概要

　患者は73歳の女性で、左側で食物が噛みにくいとの主訴で来院した。10年前に一般開業医にて上顎に通常の全部床義歯、下顎には天然歯支台のテレスコープアタッチメントを利用した全部床義歯を装着していた（図1、2）。装着当初より食事がまったくできないわけではないが、左側での噛みにくさを自覚していたとのことであった。

　下顎残存歯に動揺は認めず、周囲歯肉にも問題はなかったため、まず義歯調整によって咬合平衡の改善を行った。しかしながら、左側臼歯部は粘膜支持であるため、主訴の顕著な改善は得られなかった。そこで、下顎左側臼歯部に新たな支持を得る目的で、インプラント埋入を提案したところ同意が得られた。

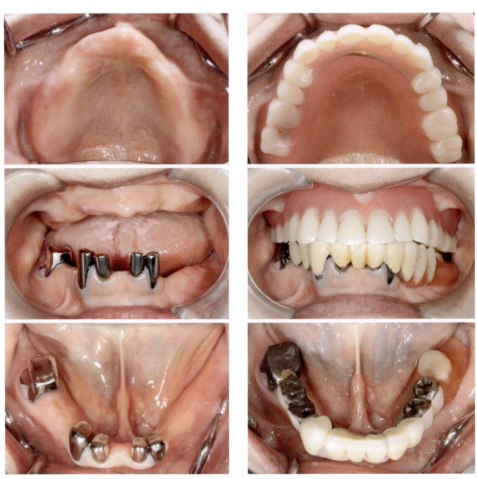

図1　初診時の口腔内写真（左）ならび義歯装着時の写真（右）。上下顎義歯ともに人工歯ならびに前装材料の咬耗が著しく、適合もやや不良であった。下顎残存歯の歯周状態は問題なかったが、内冠頸部に二次う蝕を認めた

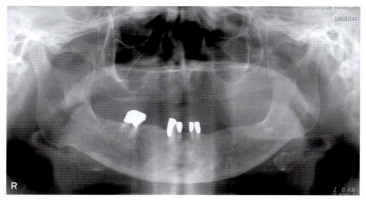

図2　初診時のパノラマX線写真

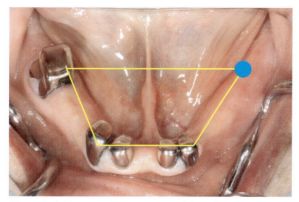

図3　本症例のインプラントの配置。左側臼歯部にインプラント埋入を計画することで、天然歯を含め広い台形状の配置が達成され、安定した支持を得られる

インプラントの配置とアタッチメントの選択

　オーバーデンチャーにおいて天然歯とインプラントのコンビネーションについては、選択するアタッチメントや配置、義歯の挙動などさまざまな条件が存在する。本症例では、前歯部ならびに右側臼歯部に広く天然歯が存在することから、左側臼歯部にインプラントを1本設置することで、理想的な矩形配置が得られ、下顎義歯の安定性は飛躍的に向上することが予想された（図3）。

　そして、使用するアタッチメントとしては、すでに天然歯支台のテレスコープアタッチメントを利用した義歯を装着していること、またこれまで天然歯およびインプラント体にテレスコープアタッチメントを適応したIODに関する症例報告がなされ、良好な結果が示されているため[1,2]、同様にテレスコープタイプを適応することとした[1,2]。なお術前のCT検査によって、骨密度はやや低いものの骨量は十分存在し、義歯外形とインプラントの埋入方向およびアタッチメントスペースに問題がないことを確認している（図4）。

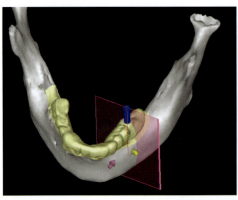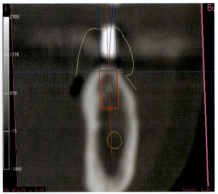

図4　術前のMDCT所見。右図の黄線は義歯外形を示す

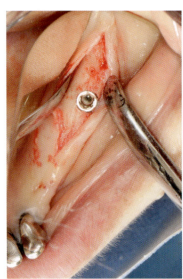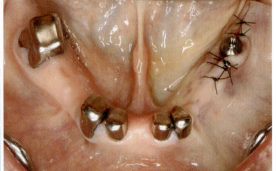

図5　手術時および手術直後の口腔内所見

経過

　生体モニター管理下で局所麻酔にて6̅相当部に1本のインプラント体を埋入した（φ3.8mm、長さ8mm）。本症例では埋入にはサージカルガイドを使用し、最小限の切開にて行い、良好な初期固定を得られたため、手術当日にテンポラリーヒーリングアバットメントを装着している（図5）。

　3ヵ月の免荷期間を設けたのち、新義歯製作に移行した。まず天然歯に認められた二次う蝕については内冠および外冠の再製作を行い、その後インプラント部の印象時に天然歯部の外冠のピックアップ印象を行った。なお本症例では費用を軽減しつつ、良好な結果を得る目的で、内冠ならびに外冠ともにコバルトクロム合金を使用している（図6）。新義歯装着後より、主訴であった左側での噛みにくさは大きく改善され、良好に経過している（図7）。

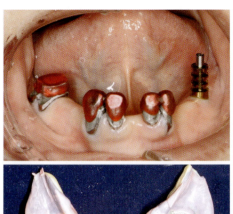
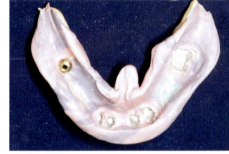
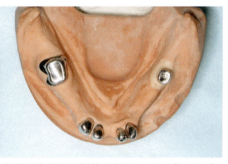

図6　内冠および外冠の製作。本症例では、天然歯部の内外冠の製作を先行し、その後インプラント部の印象を行っている。使用材料は、すべてコバルトクロム合金を使用している（Marburg double crownテクニック）

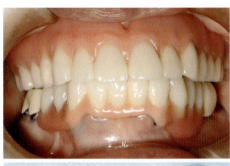
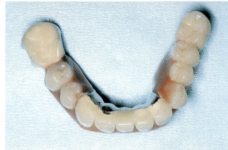
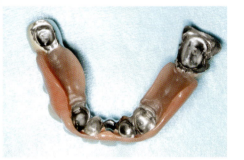

図7　新義歯装着時の口腔内写真ならびに下顎IOD

参考文献

1) Rinke S, Ziebolz D, Ratka-Krüger P, Frisch E : Clinical Outcome of Double Crown-Retained Mandibular Removable Dentures Supported by a Combination of Residual Teeth and Strategic Implants. J Prosthodont, 24(5) : 358-365, 2015.
2) Joda T : Combined tooth-implant-supported telescopic prostheses in a midterm follow-up of ＞ 2 years. Int J Prosthodont, 26(6) : 536-540, 2013.

メーカー別アタッチメントラインナップならびに問い合わせ先一覧

既製アタッチメント対応表

本表は既製品あるいは純正品対応表であるが、いくつかのメーカーや技工所がCAD/CAMによるカスタムアバットメントを製作することにより、技工物としてそれぞれのアタッチメントに対応している。
バーアタッチメントについては鋳接もしくはCAD/CAMシステムによりすべてのメーカーは対応可能。
互換製品については各カタログ上にて表記のあるもののみを記載。

インプラントメーカー(日本での取扱会社)(50音順)	種類	対応アタッチメント ボール	ロケーター®	マグネット
株式会社アドバンス	AQB	×	×	○※
CAMLOG Biotechnologies社 (株式会社アルタデント)	CAMLOG®	○	○	×
	CONELOG®	○	○	×
IMPLANT DIRECT™ (株式会社インプラテックス)	レガシー™	○	○	×
	インタラクティブ™	○	○	×
	スウィッシュアクティブ™	○	○	×
	スウィッシュ™システム	○	○	○
OSSTEM (株式会社オステムジャパン)	TS System	○※	○※	×
	SS System	○※	○※	×
	US System	○※	○※	×
BioHorizons® (株式会社カイマンデンタル)	BioHorizons Laser-Lok®	○※	○	×
京セラ株式会社	POI	○	×	○
	POI EX	○	×	×
	FINESIA BL	○	×	×
	FINESIA TL	○	×	○
	EMINEO	×	×	○
ケンテック株式会社	アルファタイト	×	○	×
Dentium (コアフロント株式会社)	SuperLine	○	×	○
	Implantium II	○	×	○
	SlimLine	○	×	×
株式会社ジーシー	SETiO Plus / SETiO	○	○	○
	GENESiO Plus / GENESiO	○	○	×
	Aadva	○	○	×
松風バイオフィックス株式会社	BIOFIX	×	○	×
BIOMET 3i™ (ジンマー・バイオメット・デンタル株式会社)	エクスターナル・ヘクス・コネクション	×	○	○
	サーテン・インターナル・コネクション	×	○	×
	LODI (OD用Miniインプラント)			
Straumann® (ストローマン・ジャパン株式会社)	TL	○	○	○
	BL	×	○	×
sweden&martina (大信貿易株式会社)	ブラマ	×	×	×
	プレミアム	×	×	×
DIO (DIOデジタル株式会社)	DIO UF II	○※	○※	×
デンツプライシロナ株式会社	ANKYLOS®	○	○	×
	アストラテック	○	○	○
	アストラテック EV	○	○	×
	XiVE®	○	○	×
日本ピストンリング株式会社	IAT EXA	×	×	×
neoss (ネオス・ジャパン株式会社)	プロアクティブ	○※	×	×
Nobel Biocare® (ノーベル・バイオケア・ジャパン株式会社)	エクスターナル・ヘキサゴン・コネクション	○	○	○
	インターナル・コニカル・コネクション	×	○	×
	インターナル・トライ・チャネル・コネクション	○	○	○
bicon® (バイコンジャパン株式会社)	bicon®	○	○※	×
キーストーン (白水貿易株式会社)	レストア	×	×	×
	プリマ	×	○	×
Zimmer (株式会社白鵬)	Spline Twist™	○	○	×
	Trabecular Metal™	○	○	×
	Screw-Vent®	○	○	×
	SwissPlus®	○	○	○
	LODI (OD用Miniインプラント)		○	
PLATON (株式会社プラトンジャパン)	Type I / Type II	○	×	○
	Type IV pro	○	×	○
	Series φ3.1	×	×	×
	Eight-Lobe	○	×	○
	Eight-Lobe pro	○	×	○
	インプラントSD	○		
	マグフィット MIP			○
Mytis Arrow (株式会社ブレーンベース)	B / E-type	○	×	×
	C / St / Me-type	○	×	×
	BW / EW-type	○	×	×
Cleanlant (株式会社プロシード)	S-CLEAN	○※	×	○※
MEGAGEN (株式会社メガジェンジャパン)	AnyRidge®	×	×	×
トーメンメディカル (株式会社モリタ)	SPI	○	○	○
山八歯材工業株式会社	ミューワンHAインプラント	×	×	×
株式会社ヨシオカ	オクタフィックス1	○	×	×
	オクタフィックス2	×	×	×
Neo Biotech (和田精密歯研株式会社)	IS-II active	×	×	×

対応アタッチメント		問い合わせ先		
その他				
	※ODアバットメント併用	〒103-8354	東京都中央区東日本橋1－4－6　東日本橋一丁目ビル8F	03-5839-2550
		〒530-0012	大阪府大阪市北区芝田2－8－31　第三東洋ビル2F	06-6377-2221
		〒116-0013	東京都荒川区西日暮里2-33-19　YDM日暮里ビル	03-5850-8555
	※日本国内の薬事の承認は未確認 ※日本国内の薬事の承認は未確認 ※日本国内の薬事の承認は未確認	〒144-0051	東京都大田区西蒲田5－27－14　日研アラインビル4F	03-5714-5955
ODセキュア ※	※薬事未承認のため、日本国内の販売なし	〒102-0082	東京都千代田区一番町8番地15号　一番町MYビル	03-3238-7560
		〒612-8501	京都府京都市伏見区竹田鳥羽殿町6	075-604-3500
		〒162-0043	東京都新宿区早稲田南町52－2－303	03-5155-2596
Positioner Positioner		〒162-0845	東京都新宿区市谷本村町2－11　外濠スカイビル4F	03-5579-8710
		〒113-0033	東京都文京区本郷3－2－14	03-3815-1815
		〒113-0034	東京都文京区湯島3丁目16－2　松風ESTビル5F（松風東京支社内）	03-6880-2118
		〒105-0014	東京都港区芝2－7－17　住友芝公園ビル12F	03-5730-3131
		〒108-0014	東京都港区芝5－36－7　三田ベルジュビル6階	03-6858-1188
		〒592-8345	大阪府堺市西区浜寺公園町3－231－3	0120-382-118
	※薬事未承認のため、日本国内の販売なし	〒104-0031	東京都中央区京橋1－1－1　八重洲ダイビル地下1階	042-728-4488
シンコーンアバットメント		〒106-0041	東京都港区麻布台1－8－10　麻布偕成ビル	0120-461-868
		〒338-8503	埼玉県さいたま市中央区本町東5－12－10	0120-677-344
イクエーター ※	※薬事未承認のため、日本国内の販売なし	〒101-0041	東京都千代田区神田須田町1－4　Y101ビル5階	03-5289-3511
		〒140-0001	東京都品川区北品川4－7－35　御殿山トラストタワー13F	03-6408-4182
	※薬事未承認のため、日本国内の販売なし	〒103-0025	東京都中央区日本橋茅場町2－4－5　茅場町2丁目ビル2F	03-6264-9415
		〒532-0033	大阪府大阪市淀川区新高1丁目1番15号	06-6396-4455
		〒102-0083	東京都千代田区麹町1－3－23　麹町1丁目3番地ビル	03-3265-6252
イクエーター イクエーター		〒195-0062	東京都町田市大蔵町56　鶴川アカデメイアビル	042-734-8088
		〒140-0014	東京都品川区大井1丁目49－15　アクセス大井町ビル6階	03-3778-0745
	※薬事未承認のため、日本国内の販売なし	〒150-0002	東京都渋谷区渋谷2－10－13　東信青山ビル3階	03-5468-1666
Meg-Rhein ※	※薬事未承認のため、日本国内の販売なし	〒541-0053	大阪府大阪市中央区本町2－3－4　アソルティ本町8F	06-6266-3535
		〒110-8513	東京都台東区上野2丁目11番15号	03-3834-6161
クーゲルホック		〒443-0105	愛知県蒲郡市西浦町大知柄54番地1	0533-57-7121
		〒236-0031	神奈川県横浜市金沢区六浦1丁目21番10号	045-784-3771
		〒532-0002	大阪府大阪市淀川区東三国1－12－15　辻本ビル6階	06-4807-6700

メーカーが公表しているカタログを基準としたアタッチメントのラインナップ

同一形状のインプラント体に対して互換性を有するアタッチメントも存在するが、本表では省略している。
それぞれの数値(mm)は、維持部を除くアバットメントの高径（歯肉貫通部）を表記している。

ストローマン・ジャパン

	インプラント径	プラットフォーム径	ボール	ロケーター®	マグネット
TL	φ3.3 φ3.3 / φ4.1 / φ4.8 φ4.8	NN (φ3.5) RN (φ4.8) WN (φ6.5)	× 3.4 ×	× 1.0 / 2.0 / 3.0 / 4.0 / 5.0 / 6.0 1.0 / 2.0 / 3.0 / 4.0 / 5.0	× 1.4 / 3.0 / 4.5 ×
BL / BLT	φ3.3 φ4.1 / φ4.8	NC (φ3.3) RC (φ4.1 / φ4.8)	× ×	2.0 / 3.0 / 4.0 / 5.0 / 6.0 1.0 / 2.0 / 3.0 / 4.0 / 5.0 / 6.0	× ×

※スタンダードインプラントのみ

ノーベル・バイオケア・ジャパン

	インプラント径	プラットフォーム径	ボール	ロケーター®	マグネット
エクスターナル・ヘキサゴン・コネクション	φ3.3 φ3.75 / φ4.0 φ5.0	NP (φ3.5) RP (φ4.1) WP (φ5.1)	× 1.0 / 3.0 / 5.0 ×	0.73 / 2.0 / 3.0 / 4.0 / 5.0 0.73 / 2.0 / 3.0 / 4.0 / 5.0 / 6.0 1.1 / 2.0 / 3.0 / 4.0 / 5.0	× 3.1 / 4.0 / 5.5 ×
インターナル・コニカル・コネクション	φ3.0 φ3.5 φ4.3 / φ5.0 φ5.5	3 (φ3.0) NP (φ3.5) RP (φ4.3 / φ5.0) WP (φ5.5)	× × × ×	1.0 / 2.0 / 3.0 / 4.0 / 5.0 / 6.0 1.0 / 2.0 / 3.0 / 4.0 / 5.0 / 6.0 	× × × ×
インターナル・トライ・チャネル・コネクション	φ3.5 / φ4.3 φ4.3 / φ5.0 φ5.0 / φ6.0 φ6.0	NP (φ3.5 / φ4.3) RP (φ4.3 / φ5.0) WP (φ5.0 / φ6.0) 6.0 (φ6.0)	1.0 / 2.0 / 3.0 1.0 / 2.0 / 3.0 × ※ 	0 / 1.0 / 2.0 / 3.0 / 4.0 / 5.0 / 6.0 0 / 1.0 / 2.0 / 3.0 / 4.0 / 5.0 / 6.0 1.0 / 2.0 / 3.0 / 4.0 / 5.0 	× 3.0 / 4.0 / 5.5 × ×

※リプレイスはWP-RPアダプター(0.5mmの高さ追加)にて対応可能

デンツプライシロナ

	インプラント径	プラットフォーム径	ボール	ロケーター®	マグネット	シンコーンアバットメント
ANKYLOS®	φ3.5 φ4.5 φ5.5 φ7.0	φ3.5 φ4.5 φ5.5 φ7.0	(共通) 1.5 / 3.0 / 4.5	(共通) 2.0 / 3.0 / 4.0 / 5.0 / 6.0	× × × ×	(共通) D4.2 0.75 / 1.5 / 3.0 / 4.5
Astra Tech オッセオスピードTX	φ3.0 φ3.5 / φ4.0 φ4.5 / φ5.0	イエロー (φ3.0) アクア (φ3.5 / φ4.0) ライラック (φ4.5 / φ5.0)	× 1.0 / 2.0 / 4.0 / 6.0 / 8.0 0.5 / 1.0 / 2.0 / 4.0 / 6.0 / 8.0	1.0 / 2.0 / 3.0 / 4.0 / 5.0 1.0 / 2.0 / 3.0 / 4.0 / 5.0 1.0 / 2.0 / 3.0 / 4.0 / 5.0	× × 2.3 / 3.8 / 5.3	
Astra Tech EV	φ3.0 φ3.6 φ4.2 φ4.8 φ5.4	グリーン (φ3.0) パープル (φ3.6) イエロー (φ4.2) ブルー (φ4.8) ブラウン (φ5.4)	× 1.0 / 2.0 / 3.0 / 4.0 / 5.0 / 7.0 1.0 / 2.0 / 3.0 / 4.0 / 5.0 / 7.0 1.0 / 2.0 / 3.0 / 4.0 / 5.0 / 7.0 ×	× 1.0 / 2.0 / 3.0 / 4.0 / 5.0 1.0 / 2.0 / 3.0 / 4.0 / 5.0 1.0 / 2.0 / 3.0 / 4.0 / 5.0 ×	× × × × ×	
XiVE®	φ3.0 φ3.4 φ3.8 φ4.5 φ5.5	φ3.0 φ3.4 φ3.8 φ4.5 φ5.5	× 1.0 / 2.0 / 3.0 1.0 / 2.0 / 3.0 / 5.0 1.0 / 2.0 / 3.0 / 5.0 1.0 / 2.0 / 3.0 / 5.0	1.0 / 2.0 / 3.0 / 4.0 / 5.0 1.0 / 2.0 / 3.0 / 4.0 / 5.0 1.0 / 2.0 / 3.0 / 4.0 / 5.0 1.0 / 2.0 / 3.0 / 4.0 / 5.0 1.3 / 2.0 / 3.0 / 4.0 / 5.0	× × 1.7 / 3.0 / 5.0 1.7 / 3.0 / 5.0 ×	

京セラ

	インプラント径	プラットフォーム径	ボール	ロケーター®	マグネット
POI	φ3.2 φ3.7 φ4.2		(共通) アタッチメントメールHEX	× × ×	(共通) 1.8
POI EX	φ3.4 φ3.7 φ4.2 φ4.7 φ5.2		1.0 / 3.0 / 5.0 1.0 / 3.0 / 5.0 1.0 / 3.0 / 5.0 × ×	× × × × ×	× × × × ×
FINESIA TL	φ3.7 / φ4.2 / φ4.7 φ4.7 / φ5.2	RP (φ4.8) WP (6.5)	1.0 / 2.0 / 3.0 1.0 / 2.0 / 3.0	× ×	1.4 / 3.0 / 4.5 ×
FINESIA BL	φ3.2 / φ3.4 φ3.7 / φ4.2 φ4.7 / φ5.2	NP (φ3.2 / φ3.4) RP (φ3.7 / φ4.2) WP (φ4.7 / φ5.2)	× 1.0 / 3.0 / 5.0 1.0 / 3.0 / 5.0	× × ×	× × ×
EMINEO	φ3.3 φ3.75 / φ4.0 φ5.0 / φ6.0	NP (φ3.5) RP (φ4.1) WP (φ5.1)	× × ×	× × ×	× 3.1 / 4.0 / 5.5 ×

白鵬 (Zimmer)

	インプラント径	プラットフォーム径	ボール	ロケーター®	マグネット
Spline Twist™	φ3.25 φ3.75 φ5.0	φ3.25 φ4.0 φ5.0	2.0 / 3.0 / 4.0 / 5.0 2.0 / 3.0 / 4.0 / 5.0 2.0 / 3.0 / 4.0 / 5.0	1.0 / 2.0 / 3.0 / 4.0 / 5.0 1.0 / 2.0 / 3.0 / 4.0 / 5.0 0.86 / 2.0 / 3.0 / 4.0 / 5.0	2.0 / 4.0 2.0 / 4.0 ×
Trabecular Metal™	φ3.7 / φ4.1 φ4.7	φ3.5 φ4.5	2.0 / 4.0 / 6.0 2.0 / 4.0 / 6.0	0 / 1.0 / 2.0 / 3.0 / 4.0 / 5.0 / 6.0 0 / 1.0 / 2.0 / 3.0 / 4.0 / 5.0 / 6.0	× ×

	インプラント径	プラットフォーム径	ボール	ロケーター®	マグネット
Screw-Vent®	φ3.7 / φ4.1	φ3.5	2.0 / 4.0 / 6.0	0 / 1.0 / 2.0 / 3.0 / 4.0 / 5.0 / 6.0	×
	φ4.7	φ4.5	2.0 / 4.0 / 6.0	0 / 1.0 / 2.0 / 3.0 / 4.0 / 5.0 / 6.0	×
	φ6.0	φ5.7	2.0 / 4.0	1.0 / 2.0 / 3.0 / 4.0 / 5.0 / 6.0	×
SwissPlus®	φ3.7	φ3.8	×	0.75 / 2.0 / 3.0 / 4.0	×
	φ3.7 / φ4.8	φ4.8	1.6 / 3.0	1.0 / 2.0 / 3.0 / 4.0	1.4 / 3.0 / 4.5
(Miniインプラント) LODI	φ2.4	φ2.4		2.5 / 4.0	
	φ2.9	φ2.9		2.5 / 4.0	

ジンマー・バイオメットD

	インプラント径	プラットフォーム径	ボール	ロケーター®	マグネット
エクスターナル・ヘクス・コネクション	φ3.25	φ3.4	×	1.0 / 2.0 / 3.0 / 4.0 / 5.0 / 6.0	×
	φ3.75 / φ4.0	φ4.1	×	1.0 / 2.0 / 3.0 / 4.0 / 5.0 / 6.0	3.1 / 4.0 / 5.5
	φ5.0	φ5.0	×	×	×
	φ6.0	φ6.0	×	×	×
サーテン・インターナル・コネクション	φ3.25 / φ4.1	φ3.4	×	1.0 / 2.0 / 3.0 / 4.0 / 5.0 / 6.0	×
	φ4.0 / φ5.0	φ4.1	×	1.0 / 2.0 / 3.0 / 4.0 / 5.0 / 6.0	×
	φ5.0 / φ6.0	φ5.0	×	×	×
	φ6.0	φ6.0	×	×	×
(Miniインプラント) LODI	φ2.4	φ2.4		2.5 / 4.0	
	φ2.9	φ2.9		2.5 / 4.0	

プラトンジャパン

	インプラント径	プラットフォーム径	ボール	ロケーター®	マグネット	イクエーター
Type I / Type II	φ3.3 / φ3.7 / φ4.0	φ4.4	0 / 1.5 / 2.5	×	1.4 / 1.5 / 3.25 / 4.0	×
	φ4.5	φ4.8	0 / 1.5 / 2.5	×	1.4 / 3.25 / 4.0	×
Type IV pro	φ3.3 / φ3.8	φ4.1	0 / 1.5 / 2.5	×	1.4 / 3.25 / 4.0	×
	φ4.7	φ5.0	0 / 1.5 / 2.5	×	1.4 / 3.25 / 4.0	×
Series φ3.1	φ3.1	φ3.1	×	×	×	×
Eight-Lobe	φ3.4 / φ3.7	NC (φ3.4 / φ3.7)	1.5 / 3.0 / 5.0	×	1.5 / 3.0 / 5.0	0.5 / 1.0 / 2.0 / 3.0 / 4.0 / 5.0 / 6.0
	φ4.1 / φ4.6 / φ5.1	RC (φ4.1 / φ4.6 / φ5.1)	1.5 / 3.0 / 5.0	×	1.5 / 3.0 / 5.0	0.5 / 1.0 / 2.0 / 3.0 / 4.0 / 5.0 / 6.0
Eight-Lobe pro	φ3.5 / φ4.1	NC (φ3.5 / φ4.1)	1.5 / 3.0 / 5.0	×	1.5 / 3.0 / 5.0	0.5 / 1.0 / 2.0 / 3.0 / 4.0 / 5.0 / 6.0
	φ5.0	RC (φ5.0)	1.5 / 3.0 / 5.0	×	1.5 / 3.0 / 5.0	0.5 / 1.0 / 2.0 / 3.0 / 4.0 / 5.0 / 6.0
(Miniインプラント) インプラントSD	φ2.0	φ2.0	(インプラント体のGH)			
	φ2.5	φ2.5	2.0 / 3.0 / 5.0			
(Miniインプラント) マグフィットMIP	φ2.6	φ2.6			(インプラント体のGH) 1.4 / 2.4	

アルタデント

	インプラント径	プラットフォーム径	ボール	ロケーター®
CAMLOG®	φ3.3	φ3.3	1.5 / 3.0	1.0 / 2.0 / 3.0 / 4.0
	φ3.8	φ3.8	1.5 / 3.0 / 4.5	1.0 / 2.0 / 3.0 / 4.0 / 5.0
	φ4.3	φ4.3	1.5 / 3.0 / 4.5	1.0 / 2.0 / 3.0 / 4.0 / 5.0
	φ5.0	φ5.0	1.5 / 3.0 / 4.5	1.0 / 2.0 / 3.0 / 4.0 / 5.0
	φ6.0	φ6.0	×	×
CONELOG®	φ3.3	φ3.3	1.5 / 3.0	1.0 / 2.0 / 3.0 / 4.0
	φ3.8	φ3.8	1.5 / 3.0 / 4.5	1.0 / 2.0 / 3.0 / 4.0 / 5.0
	φ4.3	φ4.3	1.5 / 3.0 / 4.5	1.0 / 2.0 / 3.0 / 4.0 / 5.0
	φ5.0	φ5.0	1.5 / 3.0 / 4.5	1.0 / 2.0 / 3.0 / 4.0 / 5.0
	φ6.0	φ6.0	×	×

ジーシー

	インプラント径	プラットフォーム径	ボール	ロケーター®	マグネット
SETiO Plus / SETiO	φ3.0	φ3.2	1.3 / 2.0 / 3.0 / 4.0	1.0 / 2.0 / 3.0 / 4.0	×
	φ3.8	φ4.0	1.3 / 2.0 / 3.0 / 4.0 / 5.5 / 7.0	1.0 / 2.0 / 3.0 / 4.0 / 5.0	3.1 / 4.0 / 5.5
	φ4.4	φ4.6	1.3 / 2.0 / 3.0 / 4.0 / 5.5 / 7.0	1.0 / 2.0 / 3.0 / 4.0 / 5.0	×
	φ5.0	φ5.2	1.3 / 2.0 / 3.0 / 4.0 / 5.5 / 7.0	1.5 / 2.0 / 3.0 / 4.0 / 5.0	×
GENESiO Plus / GENESiO	φ3.4	φ3.6	0.5 / 1.0 / 2.0 / 3.0 / 4.0 / 5.5 / 7.0	0 / 1.0 / 2.0 / 3.0 / 4.0 / 5.0	×
	φ3.8	φ3.6	0.5 / 1.0 / 2.0 / 3.0 / 4.0 / 5.5 / 7.0	0 / 1.0 / 2.0 / 3.0 / 4.0 / 5.0	×
	φ4.4	φ4.2	0.5 / 1.0 / 2.0 / 3.0 / 4.0 / 5.5 / 7.0	1.0 / 2.0 / 3.0 / 4.0 / 5.0	×
	φ5.0	φ4.8	0.5 / 1.0 / 2.0 / 3.0 / 4.0 / 5.5 / 7.0	1.0 / 2.0 / 3.0 / 4.0 / 5.0	×
Aadva	φ3.3	Narrow (φ3.3)	1.0 / 3.0 / 5.0	1.0 / 2.0 / 3.0 / 4.0 / 5.0 / 6.0	×
	φ4.0	Regular (φ4.0)	1.0 / 3.0 / 5.0	1.0 / 2.0 / 3.0 / 4.0 / 5.0 / 6.0	×
	φ5.0	Wide (φ5.0)	1.0 / 3.0 / 5.0	1.0 / 2.0 / 3.0 / 4.0 / 5.0 / 6.0	×

あとがきにかえて

　今回、和田誠大先生がインプラントオーバーデンチャーに特化したアタッチメントのテキストを一人でまとめられたことは、これまで過去10年以上にわたって一緒に臨床や研究をしてきたものの一人として、まさに「あっぱれ」という他はない。なぜなら、多忙なスケジュールを縫って、微に入り細を穿つかたちとして、作り上げられたからである。

　冒頭で和田先生は、多くの方から「インプラントオーバーデンチャーにはどのアタッチメントがよいのですか？」とよく聞かれると書かれているが、私も常に同様な質問を受けることが多い。

　そのような場合に、私は次のように答えるようにしている。

①ある特定のアタッチメントのみを常に使用できることはあり得ない

　なぜなら、アタッチメントを設定するスペースには制限があり、インプラントの位置や数に応じた動きを許容するアタッチメントが必要になり、かつそのインプラントシステムによって制限がかかるからである。

②各アタッチメントの特性を会得するには、ある程度の経験も必要になる

　本書でも述べられているが、各アタッチメントには、その特徴を活かすためのポイントがある。それらについて習熟することで、早期にパーツの交換などを行えば、問題事象の発生を未然に防ぐことができるからである。

③理想のアタッチメントとは

　患者のライフステージに応じて、何種類かのアタッチメントを交換して用いることが望ましい場合も多いが、理想をいえば完全な小さな球体だけの機械的なアタッチメントか、半球状の磁性アタッチメントを製作して使用したい。その理由は、球と義歯が点接触することで機能力が中心方向、インプラントの軸方向に伝わるからであり、義歯を装着していない場合でも、口腔内に鋭利な部分が残らないからである。

　いつか和田先生が、「先生の言っていたものよりも、もっとよいものができました」と報告してくれるのを楽しみにしていたいと思っている。

2018年7月

前田芳信

大阪大学大学院歯学研究科　特任教授

■監修者略歴

前田芳信（まえだ よしのぶ）

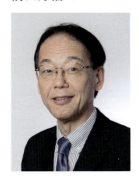

1977年	大阪大学歯学部卒業
1981年	大阪大学大学院歯学研究科修了
1984年	大阪大学歯学部附属病院　講師
1988年	ブリティッシュコロンビア大学客員
1992年	大阪大学大学院歯学研究科　助教授
1997年	大阪大学歯学部附属病院　総合診療部　教授
2006年	大阪大学歯学部附属技工士学校長（併任）
2007年	大阪大学大学院歯学研究科　顎口腔機能再建学講座　教授
2014年	大阪大学歯学部附属病院　病院長
2018年	大阪大学大学院歯学研究科　顎口腔機能再建学講座　特任教授
	オーラルケアステーション本町歯科　院長
現在に至る	

....

日本口腔インプラント学会　専門医・指導医
日本補綴歯科学会　専門医・指導医
日本スポーツ歯科医学会　理事・認定医

■著者略歴

和田誠大（わだ まさひろ）

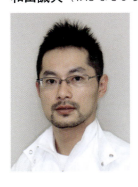

2003年	大阪大学歯学部卒業
2007年	大阪大学大学院歯学研究科修了
2008年	大阪大学歯学部附属病院　咀嚼補綴科　医員
2009年	大阪大学大学院歯学研究科　顎口腔機能再建学講座　助教
2015年	大阪大学歯学部附属病院　咀嚼補綴科　講師
2017年	大阪大学歯学部附属病院　近未来歯科医療センター　副センター長・病院准教授（兼任）
2018年	大阪大学歯学部附属病院　口腔インプラントセンター　副センター長・病院准教授（兼任）
現在に至る	

....

日本口腔インプラント学会　専門医・指導医
日本補綴歯科学会　専門医

インプラントオーバーデンチャーの
アタッチメントベストチョイス

発行日	2018年8月1日　第1版第1刷
監　修	前田芳信
著　者	和田誠大
発行人	濱野　優
発行所	株式会社デンタルダイヤモンド社
	〒113-0033 東京都文京区本郷3-2-15 新興ビル
	電話＝03-6801-5810㈹
	https://www.dental-diamond.co.jp/
	振替口座＝00160-3-10768
印刷所	共立印刷株式会社

©Masahiro WADA, 2018

落丁、乱丁本はお取り替えいたします

- 本書の複製権・翻訳権・上映権・譲渡権・公衆送信権（送信可能化権を含む）は㈱デンタルダイヤモンド社が保有します。
- 〈JCOPY〉〈㈳出版者著作権管理機構 委託出版物〉
本書の無断複写は著作権法上での例外を除き禁じられています。複写される場合は、そのつど事前に㈳出版者著作権管理機構（TEL：03-3513-6969、FAX：03-3513-6979、e-mail：info@jcopy.or.jp）の許諾を得てください。